常规肺功能检查报告解读

主编

韦素兰　金美玲　张静

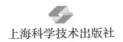

上海科学技术出版社

图书在版编目（CIP）数据

常规肺功能检查报告解读 / 韦素兰，金美玲，张静
主编. -- 上海 : 上海科学技术出版社，2024.1（2025.1重印）
ISBN 978-7-5478-6277-3

Ⅰ．①常… Ⅱ．①韦… ②金… ③张… Ⅲ．①肺—功
能 Ⅳ．①R332.2

中国国家版本馆CIP数据核字（2023）第140414号

本书出版获以下项目基金支持：
上海市科学技术委员会自然基金，项目编号：22ZR1411100

常规肺功能检查报告解读

主编 韦素兰 金美玲 张静

上海世纪出版（集团）有限公司
上海 科 学 技 术 出 版 社 出版、发行
（上海市闵行区号景路 159 弄 A 座 9F - 10F）
邮政编码 201101 www.sstp.cn
上海颛辉印刷厂有限公司印刷
开本 787×1092 1/16 印张 16.25
字数 250 千字
2024 年 1 月第 1 版 2025 年 1 月第 2 次印刷
ISBN 978 - 7 - 5478 - 6277 - 3/R · 2812
定价：58.00 元

内容提要

本书介绍了如何对临床常规肺功能检查报告进行准确解读和判断，包括通气功能、换气功能等项目，涵盖正常肺功能、限制性通气功能障碍、阻塞性通气功能障碍、混合性通气功能障碍、小气道功能障碍及特殊类型肺功能报告的解读。每项内容均结合复旦大学附属中山医院肺功能室的典型案例进行深入分析，内容实用，可操作性强。

本书旨在推动肺功能检查操作与报告解读的规范化，提高肺功能报告解读的可靠性，可作为肺功能技术员、呼吸专科医师进行肺功能报告解读的实用参考书。

编者名单

主　编　韦素兰　复旦大学附属中山医院
　　　　　金美玲　复旦大学附属中山医院
　　　　　张　静　复旦大学附属中山医院

副主编　杨文兰　上海市肺科医院
　　　　　赵　振　复旦大学附属中山医院
　　　　　焦道振　复旦大学附属中山医院

编　委（按姓氏拼音排序）
　　　　　陈淑靖　复旦大学附属中山医院
　　　　　焦道振　复旦大学附属中山医院
　　　　　金美玲　复旦大学附属中山医院
　　　　　韦素兰　复旦大学附属中山医院
　　　　　许　诺　复旦大学附属中山医院
　　　　　薛丽萍　复旦大学附属中山医院
　　　　　杨文兰　上海市肺科医院
　　　　　叶　伶　复旦大学附属中山医院

张　静　复旦大学附属中山医院

赵　振　复旦大学附属中山医院

朱　枫　复旦大学附属中山医院

序

肺功能检查是一种运用呼吸生理学知识和现代检查技术探索人体呼吸系统功能状态的技术。早在 20 世纪 50 年代，上海第一医学院附属中山医院（现复旦大学附属中山医院）就建立了国内首个肺功能实验室，将肺功能检查应用于临床。70 多年来，随着肺功能研究越来越深入，肺功能检查在临床的应用也越来越广泛，几乎涉及临床各科室，除了作为呼吸系统疾病的常规检查项目外，其在外科手术安全性的评估中也非常重要。肺功能检查作为诊断慢性阻塞性肺疾病的金标准，在其早期诊断和管理中更是发挥重要作用。卫生部将肺功能检查技术作为十年百项适宜技术向全国推广，《"十三五"卫生与健康规划》已经将肺功能检测纳入常规体检中，《健康中国 2030 规范纲要》提出"提高基层医疗卫生机构肺功能检查能力"，这些都显示着肺功能检查的地位越来越重要，应用越来越广泛。随着肺功能检查的推广及普及，肺功能检查的质量控制、规范化操作和检查报告的正确解读就显得非常重要。

肺功能检查的临床应用中，最让人担心的就是检查操作的不规范，导致结果的不可靠。因此，不仅呼吸专科医师、基层医师、住院医师都应会正确解读肺功能报告，更重要的是在解读时一定要把检查报告和临床病史密切结合起来，综合分析。

欣闻《常规肺功能检查报告解读》一书即将出版，甚是欣慰。本书收集了大量常规肺功能检查报告的经典案例，以肺功能检查数据及描图作为图谱，结合临床病史对报告进行分析解读，并按照肺功能常见的异常类型分章讲解，特别列出操作配合不规范的检查图谱，并深入分析。特别值得一提的是，本书作者非常重视收集临床病史信息，书中每个病例都密切结合临床病史，将肺功能的基础理论和临床实践紧密结合，综合分析解读报告，是一本值得推荐的实用参考书。希望广大读者能通过书中一个个来自临床实践的案例及对这些案例的详细解读，提高对肺功能检查报告的解读能力，并进一步规范肺功能检查的操作及质量控制。

钮善福

2023 年 7 月 23 日

前 言

肺功能检查是慢性气道疾病的常用检查项目,也是评估外科手术安全性的重要方法,并且已被列入常规健康体检项目,越来越受到重视。肺功能检查最重要的是肺通气功能和弥散功能的检查,相较于量血压、测血糖,其操作要求更加严格和规范,质量控制标准更高。近年来,呼吸专家在全国范围内推广肺功能检查的临床应用并开展规范化培训,使肺功能检查的规范化及质量控制水平得到了极大的提高。

肺功能技师在肺功能检查中发挥关键作用,他们一方面需要正确指导受检者配合操作,把控操作质量,另一方面需要判断数据的真实性,只有规范化操作,指导患者完成合格的肺功能测试,才能正确解读肺功能报告。严格的质量控制是肺功能检查的生命线。肺功能检查受患者理解与配合能力、临床症状、病情严重度等因素影响。异常的肺功能报告可以为临床医生对疾病的诊疗提供依据。不同的疾病可有相似的肺功能损害,而相似的疾病可以有不同的肺功能检测图形,可谓是同病异形、同形异病。

编写本书的灵感来源于工作中的亲身经验,复旦大学附属中山医院每年的肺功能检查例数约5万例,在实际操作中,笔者碰到各种受检者配合不佳导致检查结果不可靠的情况。同时笔者每年培训、带教数十名肺功能检查进修人员,在此期间感受到了学员对肺功能报告解读和规范书写的迫切需求,故我们遴选了临床中的典型肺功能检查病例,并提炼及总结临床经验。

本书按照肺功能常见的障碍类型分章讲解,每章列举了典型的临床病例,有些病例间环环相扣，层层递进，可帮助读者学习对肺功能报告进行完整的解读。本书图文并茂、简单易懂、实用性强，可作为肺功能技师、呼吸专科医师及医学生、家庭医生的学习参考用书。

由于笔者水平有限，书中定有不妥之处，敬请提出宝贵意见，以便我们改进。

主　编

2023 年 6 月 5 日

常用术语缩写词英汉对照

BDT	bronchodilation test	支气管舒张试验
CPET	cardiopulmonary exercise test	心肺运动试验
D_LCO	diffusion capacity for carbon monoxide of lung	一氧化碳弥散量
D_LCO/V_A, KCO	diffusion capacity for carbon monoxide per liter of alveolar volume	每升肺泡容积的一氧化碳弥散量,比弥散量
EPP	equal pressure point	等压点
F	flow	流量
FEF	forced expiratory flow	用力呼气流量
FEF_{25}	forced expiratory flow at 25% of FVC exhaled	用力呼出25%肺活量的呼气流量
$FEF_{25\sim75}$	forced expiratory flow$_{25\%\sim75\%}$	用力呼气中期流量
FEF_{50}	forced expiratory flow at 50% of FVC exhaled	用力呼出50%肺活量的呼气流量
FEF_{75}	forced expiratory flow at 75% of FVC exhaled	用力呼出75%肺活量的呼气流量
FET	forced expiratory time	用力呼气时间
$FEV_1\%$, FEV_1/FVC	forced expiratory volume in one second/forced vital capacity	一秒率

FEV$_1$	forced expiratory volume in one second	第1秒用力呼气容积
FEV$_2$	forced expiratory volume in two second	第2秒用力呼气容积
FEV$_3$	forced expiratory volume in three second	第3秒用力呼气容积
FIF$_{50}$	forced inspiratory flow at 50% of FVC inhaled	用力吸入50%肺活量的吸气流量
FIVC	forced inspiratory vital capacity	用力吸气肺活量
FRC	function residual capacity	功能残气量
FVC	forced vital capacity	用力肺活量
F－V	flow-volume curve	流量-容积曲线
IVC,VCi	inspiratory vital capacity	吸气肺活量
MVV	maximal ventilatory volume	最大自主通气量
PAP	pulmonary alveolar proteinosis	肺泡蛋白沉积症
PEF	peak expiratory flow	呼气峰流量
PIF	peak inspiratory flow	最大吸气流量
RB	rebreathing method	重复呼吸法
RV/TLC	ratio of residual volume to total lung capacity	残气容积与肺总量比值
RV	residual volume	残气容积
SB	single breath method	单次呼吸法
TLC	total lung capacity	肺总量
UAO	upper airway obstruction	大气道阻塞
VC	vital capacity	肺活量
VO$_2$max	maximal oxygen consumption	最大摄氧量
COPD	chronic obstructive pulmonary disease	慢性阻塞性肺疾病

目 录

第一章
常规肺功能检查概述

　　临床上测定的常规肺功能参数包括肺容积参数（包括潮气容积、肺活量曲线及其相关参数、功能残气量及其相关参数）、通气功能参数（包括用力肺活量曲线及其参数、最大呼气流量-容积曲线及其参数）和肺弥散量参数（包括一氧化碳弥散量和比弥散量）。测定分析这些参数，可以对呼吸功能进行较完善的判断，是肺功能测定及其临床应用的重点。临床肺功能检查项目还包括支气管舒张试验、激发试验、呼出气一氧化氮检测、脉冲振荡测定等。本书主要涉及肺容积、肺通气功能、肺弥散功能测定。

　　肺功能检查作为呼吸系统疾病的重要检测手段，主要用于判断呼吸道的通畅程度、肺容量的大小，早期筛查肺、气道病变，评估疾病的病情严重程度及预后，评定药物或其他治疗方法的疗效，鉴别呼吸困难的原因，诊断病变部位，评估手术风险，评估劳动强度耐受力，以及对危重患者进行监护等，具有重要的临床应用价值。因此，规范肺功能检查操作及正确解读肺功能报告是肺功能技术员和呼吸科医师的一项必修课。

一、肺功能的参数

（一）容积参数

　　肺容积包括四种基础肺容积（basal lung volume）和四种基础肺容量（basal lung capacity）。基础肺容积彼此互不重叠，包括潮气容积（tidal volume，VT）、补吸气容积（inspiratory reserve volume，IRV）、补呼气容积（expiratory reserve volume，ERV）和残气容积（residual volume，RV）。基础肺容量是由两个或两个以上的基础肺容积组成，包括深吸气量（inspiratory capacity，IC）、肺活量（vital capacity，VC）、功能残气量（function residual capacity，FRC）和肺总量（total lung capacity，TLC）。

　　（1）潮气容积（潮气量）：静息呼吸时每次吸入或呼出的气体容积，一般指呼气容积。与年龄、性别、身高、平时运动等有关，与呼吸频率决定了每分钟通气量。

　　（2）补吸气容积（补吸气量）：平静吸气末用力吸气所能吸入的最大气容积。与吸气肌力量大小，呼吸道的管径、阻力，以及胸和肺的弹性力量有关。

　　（3）补呼气容积（补呼气量）：平静呼气末用力呼气所能呼出的最大气容积。主要与呼吸肌和腹肌的力量有关。

（4）残气容积（残气量）：用力呼气末肺内残存的气体容积，不能直接测定，是反映阻塞性通气功能障碍的常用指标。

（5）深吸气量：平静呼气末用力吸气所能吸入的最大容积。与吸气肌力量、胸肺弹性和气道通畅程度都有关系，约占肺活量的 3/4，是完成最大通气量的主要部分，IC 降低往往提示限制性通气功能障碍。IC＝VT＋IRV。

（6）肺活量：尽力深吸气后做深慢呼气所能呼出的最大气容积。VC 表示肺脏最大扩张和最大收缩的幅度，其大小受性别、年龄、身高、呼吸肌力、肺和胸廓的弹性、气道阻力等因素的综合影响，个体差异较大。VC＝IC＋ERV＝VT＋IRV＋ERV。

（7）功能残气量：平静呼吸时，每次呼气末肺内残留的气体容积。正常情况下约占肺总量的 40％，是肺弹性回缩力与胸廓弹性扩张力的平衡位置。FRC 也是反映阻塞性通气功能障碍的常用指标，FRC＝ERV＋RV。

（8）肺总量：深吸气末肺内储存的气体总量，是反映限制性通气功能障碍的常用指标。TLC＝VC＋RV。

容积关系图见图 0-1。

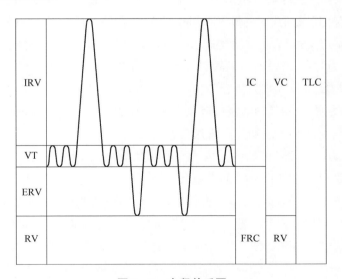

图 0-1 容积关系图

（二）通气参数

相较容积参数，临床上应用更多的是通气参数，包括用力肺活量（forced

vital capacity，FVC)、第 1 秒用力呼气容积(forced expiratory volume in one second，FEV_1)、一秒率(forced expiratory volume in one second/forced vital capacity，FEV_1/FVC)、呼气峰流量(peak expiratory flow，PEF)、用力呼出 25％肺活量的呼气流量(forced expiratory flow at 25％ of FVC exhaled，FEF_{25})、用力呼出 50％肺活量的呼气流量(forced expiratory flow at 50％ of FVC exhaled，FEF_{50})、用力呼出 75％肺活量的呼气流量(forced expiratory flow at 75％ of FVC exhaled，FEF_{75})、最大自主通气量(maximal ventilatory volume，MVV)等。

(1) 用力肺活量：深吸气至肺总量，做最大力量、最快速度的呼气所呼出的最大气体容积。在阻塞性通气功能障碍，阻塞性病变患者若存在气体陷闭时，FVC 常小于 VC。

(2) 第 1 秒用力呼气容积(一秒量)：在肺总量位置时用力呼气 1 秒所呼出的气体容积，FEV_1 在肺功能测定中重复性较好，是支气管舒张试验和激发试验的判断指标，也是判断通气功能损害程度常用的参数。

(3) 一秒率：是 FEV_1 与 FVC、FEV_1 与 VC 或 FEV_1 与 FEV_6 的比值，一般用 FEV_1/FVC，是判断有无气流阻塞最常用的参数。

(4) 呼气峰流量：呼气流量的最大值即为呼气峰值流量，从肺总量位置用最大力量、最快速度呼气所产生的最大瞬间呼气流量，在最大呼气流量-容积曲线中纵坐标显示的最高值，是综合反映通气能力的参数，常用于呼吸肌力量和哮喘的动态随访。

(5) 用力呼出 25％肺活量的呼气流量：用力呼出 25％肺活量时的最大瞬间呼气流量，是反映呼气肌力量和肺功能状态的综合指标。

(6) 用力呼出 50％肺活量的呼气流量：用力呼出 50％肺活量时的最大瞬间呼气流量，是反映小气道功能的常用参数。

(7) 用力呼出 75％肺活量的呼气流量：用力呼出 75％肺活量时的最大瞬间呼气流量，是反映小气道功能的常用参数。

(8) 最大自主通气量：是指 1 分钟内以尽可能快的速度和尽可能深的幅度重复最大自主努力呼吸所得到的通气量。MVV 的大小与呼吸肌力量、胸廓弹性、肺组织弹性和气道阻力均相关，是一项综合评价肺通气功能储备量的指标。实际测定时，测定时间一般取 15 秒或 12 秒，将测得通气量乘 4 或 5 即为 MVV。MVV 与 FEV_1 有很好的正线性相关性，临床上习惯用 $FEV_1 \times 40$ 换算出 MVV，称作间接 MVV。

(三) 弥散功能参数

肺内的气体弥散主要是氧(O_2)和二氧化碳(CO_2)的弥散，肺泡气内的 O_2 扩散入血,经血液循环运输至周边,而血液中的 CO_2 扩散入肺泡,随呼吸运动排出体外。临床上常用的参数有肺一氧化碳弥散量(diffusion capacity for carbon monoxide of lung,D_LCO)和每升肺泡容积的一氧化碳弥散量(diffusion capacity for carbon monoxide per liter of alveolar volume,D_LCO/V_A,KCO)。

(1)肺一氧化碳弥散量(一氧化碳弥散量):单位分压差(1 mmHg 或 1 kPa)、单位时间内,由肺泡经肺泡毛细血管到达红细胞内、与血红蛋白结合的一氧化碳容积(mL)。由于测定方便,且氧的弥散特点非常相似,故临床上用 D_LCO 反映氧的弥散能力。

(2)每升肺泡容积的一氧化碳弥散量(一氧化碳比弥散量,简称比弥散量):一氧化碳弥散量与肺泡容积(V_A)的比值,即单位肺容积的一氧化碳弥散量。

二、肺功能报告判断流程

肺功能障碍分为通气功能障碍和换气功能障碍。肺通气功能障碍一般分为三大类:阻塞性通气功能障碍、限制性通气功能障碍和混合性通气功能障碍。换气功能障碍是指 D_LCO、KCO 的下降。小气道功能障碍是独立于通气功能障碍以外的一种类型。判断肺功能检查结果是否正常,需与正常预计值进行比较,选择合适的预计值是正确解读肺功能报告的前提,通常以 95% 人群可达到的数值为界,详见章末特别说明。

1. 判断有无阻塞性通气功能障碍

阻塞性通气功能障碍是指气流吸入和(或)呼出受限引起的通气功能障碍。诊断以 FEV_1/FVC 降低、TLC 升高或不降低为原则,应结合病史(如长期吸烟、有慢性咳嗽病史、影像学有广泛性支气管壁增厚或肺气肿改变等)、肺功能指标和检查图形进行诊断,推荐以 $FEV_1/FVC \geqslant 92\%$ 预计值为正常,即以预计值的 92% 作为 FEV_1/FVC 的正常值下限。具体诊断详见本书中病例分析。

2. 判断有无限制性通气功能障碍

限制性通气功能障碍是指肺扩张和(或)回缩受限引起的通气功能障碍。其诊断标准是 FVC(或 VC)、TLC 下降,是定性诊断的最敏感的指标,FEV_1/FVC 正常或升高是必备条件。TLC、FRC、RV 下降具有重要的辅助诊断价值。在正常通气功能或限制性通气功能障碍患者中,FVC 与 VC 相等,与 TLC 高度一致,且测定简单,重复性好,故选择 FVC 占正常预计值百分比 <80% 作为限制性

通气功能障碍的定性诊断标准,在伴有阻塞性通气功能障碍的时候,需要综合考虑,详见本书中病例分析。

3. 判定通气功能障碍的严重程度

根据是否满足前两条,判断肺功能障碍类型。同时存在阻塞性和限制性通气功能障碍诊断为混合性通气功能障碍。根据中华结核和呼吸杂志发表的《肺功能检查指南》(第二部分)——肺量计检查 FEV_1 决定通气功能障碍的严重程度,不管是阻塞性、限制性还是混合性,严重程度都是根据 FEV_1 占预计值％来判断。

4. 判断有无小气道功能障碍

小气道功能障碍是指单纯小气道功能减退而常规通气功能正常的病理生理状态,是生理学和临床常用的通气功能诊断名称。其诊断标准是小气道功能参数 FEF_{50}、FEF_{75}、呼气中期流量($FEF_{25\sim75}$)三项中有两项下降至 65％以下,而常规通气功能参数,包括 FVC、FEV_1、FEV_1/FVC 正常,MEFV 曲线低流量部分呈凹形改变,提示小气道功能障碍。

三、肺功能检查的适应证和禁忌证

肺功能检查是呼吸系统疾病及外科手术前的常规检查项目。运用特定的仪器对受试者的呼吸功能进行检测,评估呼吸系统疾病患者的肺功能损害程度、类型、治疗效果、病情发展程度及外科手术风险。随着肺功能检查的推广和应用,几乎应用于临床各科室。肺功能检查虽然是非创伤性检查项目,但仍有其禁忌证。在实施肺功能检查前,要严格把控禁忌证,以避免给患者带来不必要的伤害。结合国内外的最新成果和临床实践,将测定的适应证和禁忌证总结如下。

(一) 适应证

(1) 诊断支气管哮喘、慢性阻塞性肺疾病等气流受限性疾病。

(2) 鉴别慢性咳嗽的原因。

(3) 评价肺功能损害的性质和类型。

(4) 评价肺功能损害的严重程度。

(5) 评估胸、腹部手术的术前危险度。

(6) 评估胸部手术后肺功能的变化。

(7) 评估心肺疾病康复治疗的效果。

（8）公共卫生流行病学调查。

（9）运动、高原、航天及潜水等医学研究。

（10）鉴定职业性肺疾病患者劳动力。

（11）监测药物及其他干预性治疗的反应。

（12）监测疾病进展及判断预后。

（二）禁忌证

1. 绝对禁忌证

（1）近 3 个月患心肌梗死、脑卒中、休克。

（2）近 4 周出现严重心功能不全、严重心律失常、不稳定性心绞痛。

（3）近 4 周出现大咯血。

（4）癫痫发作，需要药物治疗。

（5）未控制的高血压（收缩压＞200 mmHg、舒张压＞100 mmHg）。

（6）胸腹主动脉瘤。

（7）严重甲状腺功能亢进。

（8）严重低氧血症及严重高碳酸血症者。

（9）肺功能检查当天已行内镜检查及活检者。

（10）近期行眼、耳、颅脑手术。

2. 相对禁忌证

（1）心率＞120 次/分。

（2）气胸、巨大肺大疱且不准备手术治疗者。

（3）孕妇。

（4）鼓膜穿孔（需先堵塞患侧耳道后检查）。

（5）压力性尿失禁。

（6）痴呆/智障或意识障碍。

（7）近 4 周有呼吸道感染。

（8）免疫力低下易受感染者。

（9）其他：如呼吸道传染性疾病（结核病、流感等）。

备注：这里主要是针对常规肺功能检查，IOS、CPET、$P_{0.1}$、呼吸肌力测定、体积描记仪测定的适应证和禁忌证参见具体要求。

四、肺功能检查受试者准备

（一）询问病史

判断适应证、排除禁忌证。

（二）了解用药：判断是否符合停药要求

了解近期用药情况，包括药品名称、剂量、给药途径、最后用药时间等，判断是否符合停药要求（如吸入型短效支气管舒张剂有效时间为 8 小时）。

如因病情需要未能停用药物，或需观察用药状态的肺功能水平，应在报告中注明药物使用情况。

（三）登记资料

姓名、性别、出生日期（以实际年龄为准）。

（四）体格检查

准确测量身高、体重、指脉氧，高血压患者必要时测量血压。

测量身高时应脱鞋，精确至 1 cm；体重应轻衣测量，精确至 1 kg；测定手指氧饱和度；必要时测量血压，肺部听诊。如遇胸廓畸形患者，可通过测量臂距来估算身高，两臂尽量伸展，测量两中指之间的指端距离。

（五）详细解释

技术员讲解检查步骤，并示范动作。很多受试者从未做过肺功能检查，可能会感到不安或紧张，也可能因为沟通和理解能力欠佳而不易配合。为了提高受试者的积极性、配合度，技术员应在检查前向受试者详细解释检查目的和过程，必要时可签署知情同意书。

技术员示范检查动作：重点要突出检查动作的要领。受试者在等候检查时可观看肺功能检查的视频录像，强化受试者对检查动作的认识。肺功能技术员可通过生活经验向患者解释整个检查的过程，如流速-容积曲线中快速吸气、用力呼气的过程可向患者形象比喻为用力吸面条和用力吹蜡烛，这有利于配合较差的患者更容易接受和理解，从而更好、更快地掌握呼吸动作要领。

（六）练习动作

指导受试者练习动作，掌握要领。技术员指导受试者练习经口呼吸，如采用吹纸的方式有利于提高检查的效率。

附：关于预计值、弥散功能参数的几点说明

1. 关于预计值的说明

判断肺功能检查结果是否正常，需与正常预计值进行比较，选择合适的预计值是正确解读肺功能报告的前提。由于肺功能与人生长发育及衰老过程中的体型和生理变化相关（与种族、性别、年龄、生长发育衰老过程、体型和生理等多种因素相关）。预计值方程来源于对非吸烟及无严重污染物暴露史的健康正常人的大型研究数据建立的模型。1988 年，我国分六大地区建立了各自的肺功能正常预计值公式。2012 年，全球肺功能专责工作组（GLI）推出了适合多个地区和种族 3～95 岁人群的肺通气功能预计值公式。2017 年，我国更新了全国六大行政区域 4～80 岁人群的肺通气功能正常预计值公式，并提供了正常值下限（lower limit of normal, LLN）。由于人种等因素影响，世界各地肺功能参数的正常预计值公式不同，正常值上限（upper limit of normal, ULN）和下限（LLN）分别是最高和最低临界值，是目前优先推荐的评价标准，被美国医学会（AMA）和美国胸科协会/欧洲呼吸学会（ATS/ERS）的肺功能诊断指南采用。

目前，国内肺功能预计值应用仍存在不足，原因有二。其一，预计值建立时，选取的健康人群中，无高龄老人、特别矮小、特别肥胖、强劳动者、运动员等人群的相关数据，采用通用的预计值时，需密切关注自身数值的前后变化，避免低估功能损害的程度。其二，目前国内通用预计值大多只涵盖肺通气功能。朱蕾教授团队的研究结果和临床实践显示，1988 年版的肺功能正常预计值公式仍然合理，绝大部分仍能继续使用。2011 年朱蕾教授团队继续对弥散功能参数 D_LCO 和 D_LCO/V_A 的正常预计值做了修正，本书案例中使用的弥散预计值是其修正版的公式（朱蕾教授团队对 CO 弥散量正常预计值公式变化的主要原因是屏气时间的计算方法所致，与人群选择无明显关系）。

肺功能结果需要与正常人群参考值进行比较，判断是否在正常范围，正常范围通常以 95% 人群可达到的数值为界，即预计方程的 95% 可信区间，高于这个最低

临界值视为正常。其中，FEV_1/FVC 预计值是随年龄增加而逐步下降的，从统计学95％可信区间来判断，中青年的 LLN 为 0.7～0.8，老年人的 LLN 为 0.65～0.7。如果用 0.7 为 FEV_1/FVC 实测值的下限来评价是否阻塞，中青年可能会漏诊，而老年人可能会过度诊断，因此用统计学95％可信区间优于固定值 0.7。统计学95％可信限约等于 FEV_1/FVC 预计值的92％，肺功能指南推荐应结合病史和其他肺功能指标、检查图形进行诊断，推荐以 $FEV_1/FVC \geq 92\%$ 预计值为正常，以预计值的92％作为 FEV_1/FVC 的 LLN。注意预计方程的年龄适用范围，儿童预计值与年龄呈正相关，成人预计值与年龄呈负相关。

2. 关于弥散功能参数的说明

肺内气体弥散主要是 O_2 和 CO_2 的弥散，由于气体弥散的特性，临床上测定 CO 的弥散。选择 CO 作为测定气体的原因有：① 除密度和溶解度有差异外，CO 透过膜相弥散的特点与 O_2 相似，能反映氧的弥散状态。② 除大量吸烟者外，血浆 CO 浓度几乎是零，即肺毛细血管内的 CO 分压是零，通过测定肺泡 CO 分压即可准确反映膜相弥散两侧的 CO 分压差，即膜两侧 CO 分压差。③ CO 与 Hb 的结合能力是 O_2 的 210 倍，生理范围内的 PO_2 和 Hb 浓度对 D_LCO 测定的影响几乎可忽略不计。④ CO 为扩散限制性气体，多数情况下扩散速率与肺血流状态、血流量无明显关系，几乎仅受扩散膜的限制，与 O_2 相比能更好地反映扩散膜的特性。凡能影响肺泡毛细血管膜面积与厚度、肺泡毛细血管床容积、通气血流不匹配以及一氧化碳与血红蛋白反应者，均能影响 D_LCO，使测定值降低或增高。肺换气功能的判定，主要依据弥散功能参数（D_LCO、D_LCO/V_A）的测定值是否在预计值的95％可信区间内。有以下说明：① 单纯 D_LCO 下降：常见于肺血管病的患者，也见于轻症肺间质疾病、肺外疾病（心力衰竭、肾衰竭等），肺功能常表现为通气功能正常、换气功能障碍或 CO 弥散量下降，建议重点进行肺血管检查。② D_LCO 下降与 D_LCO/V_A 变化的关系：在周围气道疾病和肺实质疾病，由于存在气体分布不均、通气血流比例失调和有效弥散膜减少，D_LCO 和 D_LCO/V_A 皆下降；在肺部分切除术、肺内孤立性病变、单纯肺外结构疾病患者，D_LCO 下降；但通气肺组织的结构和功能正常或基本正常，D_LCO/V_A 正常或基本正常。若有校正值，且与实测值的差别较大，也应给出校正值的诊断（不过临床工作中，血红蛋白矫正很少做）。换气功能障碍的分级，根据 CO 弥散量的实测值占预计值的百分比，分三级，轻度为 $60\% \leq D_LCO$（或 D_LCO/V_A）％预计值$<80\%$（或 LLN），中度为 $40\% \leq D_LCO$（或 D_LCO/V_A）％预计值$<60\%$，重度为 D_LCO（或 D_LCO/V_A）％预计值$<40\%$。

第二章
正常肺功能

例 ①

女,50 岁,身高 150 cm,体重 51 kg,健康体检。

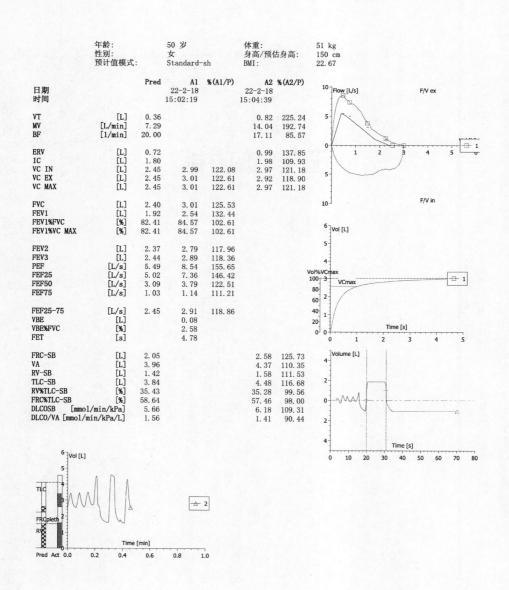

年龄:	50 岁				体重:		51 kg
性别:	女				身高/预估身高:		150 cm
预计值模式:	Standard-sh				BMI:		22.67

日期		Pred	A1	%(A1/P)		A2	%(A2/P)
时间			22-2-18			22-2-18	
			15:02:19			15:04:39	
VT	[L]	0.36				0.82	225.24
MV	[L/min]	7.29				14.04	192.74
BF	[1/min]	20.00				17.11	85.57
ERV	[L]	0.72				0.99	137.85
IC	[L]	1.80				1.98	109.93
VC IN	[L]	2.45	2.99	122.08		2.97	121.18
VC EX	[L]	2.45	3.01	122.61		2.92	118.90
VC MAX	[L]	2.45	3.01	122.61		2.97	121.18
FVC	[L]	2.40	3.01	125.53			
FEV1	[L]	1.92	2.54	132.44			
FEV1%FVC	[%]	82.41	84.57	102.61			
FEV1%VC MAX	[%]	82.41	84.57	102.61			
FEV2	[L]	2.37	2.79	117.96			
FEV3	[L]	2.44	2.89	118.36			
PEF	[L/s]	5.49	8.54	155.65			
FEF25	[L/s]	5.02	7.36	146.42			
FEF50	[L/s]	3.09	3.79	122.51			
FEF75	[L/s]	1.03	1.14	111.21			
FEF25-75	[L/s]	2.45	2.91	118.86			
VBE	[L]		0.08				
VBE%FVC	[%]		2.58				
FET	[s]		4.78				
FRC-SB	[L]	2.05				2.58	125.73
VA	[L]	3.96				4.37	110.35
RV-SB	[L]	1.42				1.58	111.53
TLC-SB	[L]	3.84				4.48	116.68
RV%TLC-SB	[%]	35.43				35.28	99.56
FRC%TLC-SB	[%]	58.64				57.46	98.00
DLCOSB	[mmol/min/kPa]	5.66				6.18	109.31
DLCO/VA	[mmol/min/kPa/L]	1.56				1.41	90.44

▪ **MEFV 曲线特点**：呼气起始无犹豫，呼气相升支陡直上升，呼气相降支曲线光滑，吸气相饱满，吸呼环闭合，外推容积（extrapolation volume，EV）＜5% FVC，肺功能质控合格。

▪ **肺功能测定结果**：VC、FVC、FEV_1、FEV_1/FVC、PEF、FEF_{25}、FEF_{50}、FEF_{75}、RV、TLC、RV/TLC、D_LCO 均正常。

▪ **肺功能诊断**：肺功能正常。

▪ **解析**：解读肺功能报告时，需要结合图形和数据一起分析。图形分析：MEFV 曲线超出预计值图形；数据分析：通气功能参数（FVC、FEV_1、FEV_1/FVC 等）、肺容积参数（VC、TLC、FRC、RV）、弥散功能参数（D_LCO、D_LCO/V_A）的测定值皆在正常范围内，且占预计值 100% 以上，肺功能报告诊断为肺功能正常。患者长期从事体力劳动，肺容量较正常值大，属于生理性影响。若部分参数的测定值稍超出正常值范围，称为肺功能基本正常。

需要注意的是，根据肺功能质控要求，呼气时间至少 6 秒，若呼气时间＜6 秒，其时间-容积曲线（V‑T 曲线）须显示呼气相平台出现且超过 1 秒，患者行用力肺活量时，呼气时间为 4.78 秒，但 V‑T 曲线显示呼气末平台出现超过 1 秒，符合肺功能质控标准。在肺功能实际操作中，临床上遇到有些年龄较轻、肺弹性阻力增大或肺胸廓受限的受试者，由于肺容积减少，用力呼气很快结束，呼气时间达不到 6 秒标准，此时需要注意观察呼气末平台，防止低估肺容量。常规肺功能检查最常见的不良反应之一是呼吸性碱中毒，由于反复用力深大呼吸、过度通气、血 CO_2 分压过低，受试者可出现头晕、手足指端和面部口周麻木或针刺感、轻微手颤等症状，严重者可出现晕厥。

例②

男，52岁，身高173 cm，体重82 kg，肺结节拟行手术治疗，术前评估。

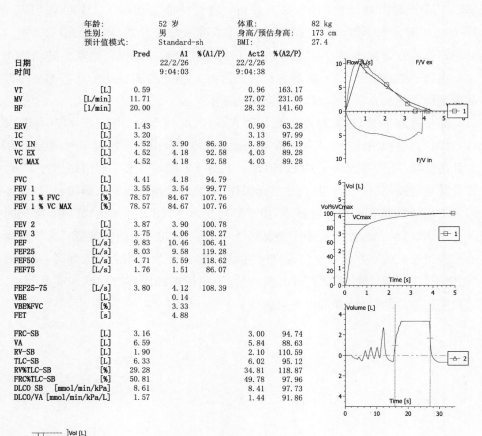

		Pred	A1	%(A1/P)	Act2	%(A2/P)
年龄：			52 岁		体重：	82 kg
性别：			男		身高/预估身高：	173 cm
预计值模式：			Standard-sh		BMI：	27.4
日期			22/2/26		22/2/26	
时间			9:04:03		9:04:38	
VT	[L]	0.59			0.96	163.17
MV	[L/min]	11.71			27.07	231.05
BF	[1/min]	20.00			28.32	141.60
ERV	[L]	1.43			0.90	63.28
IC	[L]	3.20			3.13	97.99
VC IN	[L]	4.52	3.90	86.30	3.89	86.19
VC EX	[L]	4.52	4.18	92.58	4.03	89.28
VC MAX	[L]	4.52	4.18	92.58	4.03	89.28
FVC	[L]	4.41	4.18	94.79		
FEV 1	[L]	3.55	3.54	99.77		
FEV 1 % FVC	[%]	78.57	84.67	107.76		
FEV 1 % VC MAX	[%]	78.57	84.67	107.76		
FEV 2	[L]	3.87	3.90	100.78		
FEV 3	[L]	3.75	4.06	108.27		
PEF	[L/s]	9.83	10.46	106.41		
FEF25	[L/s]	8.03	9.58	119.28		
FEF50	[L/s]	4.71	5.59	118.62		
FEF75	[L/s]	1.76	1.51	86.07		
FEF25-75	[L/s]	3.80	4.12	108.39		
VBE	[L]		0.14			
VBE%FVC	[%]		3.33			
FET	[s]		4.88			
FRC-SB	[L]	3.16			3.00	94.74
VA	[L]	6.59			5.84	88.63
RV-SB	[L]	1.90			2.10	110.59
TLC-SB	[L]	6.33			6.02	95.12
RV%TLC-SB	[%]	29.28			34.81	118.87
FRC%TLC-SB	[%]	50.81			49.78	97.96
DLCO SB	[mmol/min/kPa]	8.61			8.41	97.73
DLCO/VA	[mmol/min/kPa/L]	1.57			1.44	91.86

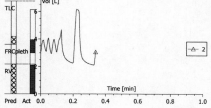

- **MEFV 曲线特点**：呼气起始无犹豫，呼气相升支陡直上升，呼气相降支曲线光滑，吸气相饱满，外推容积<5％FVC。

- **肺功能测定结果**：VC、FVC、FEV_1、FEF_{75}、RV、TLC、RV/TLC、$D_L CO$ 均基本正常，FEV_1/FVC、PEF、FEF_{25}、FEF_{50} 均正常。

- **肺功能诊断**：肺功能基本正常。

- **解析**：① 本测试受试者 MEFV 曲线呼气相符合质控标准，吸气相曲线和呼气相曲线未完全闭合，可能由以下原因造成：测试中，受试者最大呼气后做最大吸气时，嘴角不自主漏气；仪器造成的系统误差；肺功能技术员指导受试者未吸足等。用力呼气后的最大吸气是检验前一次吸气是否完全的重要步骤，因此用力呼气结束后的最大吸气肺活量（FIVC）成为判断用力肺活量曲线可接受性的重要指标，如果 FIVC>FVC，需要（FIVC－FVC）≤5％FVC 或 0.100 L（取较大值），否则曲线不可接受。② 慢通气检查时，VC 小于用力肺活量 FVC，这是不应该的，原则上 VC≥FVC。③ 受试者做一口气弥散时，做最大吸气至肺总量位时，吸气欠佳，应最大力气、最快速度一口气吸足至肺总量位。在实际肺功能操作中，肺功能检查不同于心电图、B 超，受试者配合是至关重要的，检查是有一定的难度，在把握质控的前提下，尽量完成肺功能检查，同时备注患者配合情况（配合佳、配合较佳、配合欠佳）。结合图形和各肺功能参数，患者肺功能诊断为肺功能基本正常，手术能胜任（手术风险评估详见例 23）。

例 ③

男,58 岁,身高 175 cm,体重 90 kg,因支气管扩张症于呼吸科就诊。

		Pred	A1	%(A1/P)	Act2	%(A2/P)
年龄:		58 岁			体重:	90 kg
性别:		男			身高/预估身高:	175 cm
预计值模式:		Standard-sh			BMI:	29.39
日期			22/2/28		22/2/28	
时间			9:06:57		9:07:57	
VT	[L]	0.64			0.91	141.42
MV	[L/min]	12.86			13.44	104.53
BF	[1/min]	20.00			14.78	73.92
ERV	[L]	1.44			1.29	89.74
IC	[L]	3.36			2.89	85.94
VC IN	[L]	4.66	3.90	83.50	3.99	85.52
VC EX	[L]	4.66	4.04	86.70	4.18	89.64
VC MAX	[L]	4.66	4.04	86.70	4.18	89.64
FVC	[L]	4.56	4.04	88.71		
FEV 1	[L]	3.60	3.12	86.77		
FEV 1 % FVC	[%]	76.39	77.19	101.05		
FEV 1 % VC MAX	[%]	76.39	77.19	101.05		
FEV 2	[L]	3.80	3.52	92.81		
FEV 3	[L]	3.66	3.74	102.31		
PEF	[L/s]	10.20	9.53	93.43		
FEF25	[L/s]	8.20	8.64	105.37		
FEF50	[L/s]	4.69	3.78	80.53		
FEF75	[L/s]	1.66	0.81	49.11		
FEF25-75	[L/s]	3.79	2.61	68.96		
VBE	[L]		0.12			
VBE%FVC	[%]		2.87			
FET	[s]		5.72			
FRC-SB	[L]	3.19			2.95	92.35
VA	[L]	6.75			5.40	79.98
RV-SB	[L]	1.96			1.66	84.35
TLC-SB	[L]	6.53			5.60	85.75
RV%TLC-SB	[%]	29.18			29.59	101.39
FRC%TLC-SB	[%]	51.10			52.63	103.01
DLCO SB	[mmol/min/kPa]	8.61			7.80	90.67
DLCO/VA	[mmol/min/kPa/L]	1.56			1.44	92.53

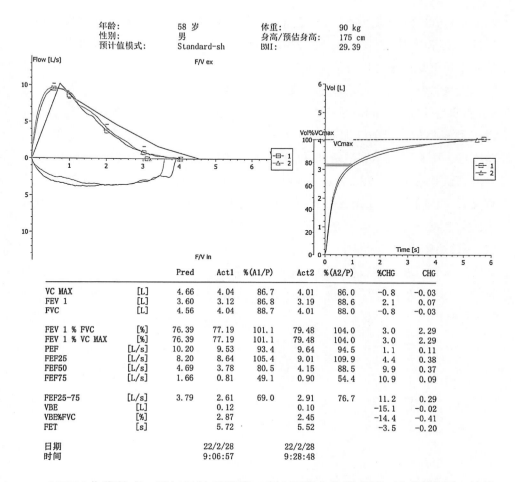

	年龄：	58 岁			体重：	90 kg		
	性别：	男			身高/预估身高：	175 cm		
	预计值模式：	Standard-sh			BMI：	29.39		

		Pred	Act1	%(A1/P)	Act2	%(A2/P)	%CHG	CHG
VC MAX	[L]	4.66	4.04	86.7	4.01	86.0	-0.8	-0.03
FEV 1	[L]	3.60	3.12	86.8	3.19	88.6	2.1	0.07
FVC	[L]	4.56	4.04	88.7	4.01	88.0	-0.8	-0.03
FEV 1 % FVC	[%]	76.39	77.19	101.1	79.48	104.0	3.0	2.29
FEV 1 % VC MAX	[%]	76.39	77.19	101.1	79.48	104.0	3.0	2.29
PEF	[L/s]	10.20	9.53	93.4	9.64	94.5	1.1	0.11
FEF25	[L/s]	8.20	8.64	105.4	9.01	109.9	4.4	0.38
FEF50	[L/s]	4.69	3.78	80.5	4.15	88.5	9.9	0.37
FEF75	[L/s]	1.66	0.81	49.1	0.90	54.4	10.9	0.09
FEF25-75	[L/s]	3.79	2.61	69.0	2.91	76.7	11.2	0.29
VBE	[L]		0.12		0.10		-15.1	-0.02
VBE%FVC	[%]		2.87		2.45		-14.4	-0.41
FET	[s]		5.72		5.52		-3.5	-0.20
日期			22/2/28		22/2/28			
时间			9:06:57		9:28:48			

■ **MEFV 曲线特点**：呼气起始无犹豫，呼气相降支曲线光滑，吸呼环闭合，外推容积$<5\%$FVC，肺功能质控合格。

■ **肺功能测定结果**：FEV_1/FVC、FEF_{25}均正常，VC、FVC、FEV_1、PEF、FEF_{50}、RV、TLC、RV/TLC、D_LCO均基本正常，FEF_{75}下降；支气管舒张试验阴性。

■ **肺功能诊断**：肺功能基本正常，支气管舒张试验阴性。

■ **解析**：肺功能基本正常是一个范围，肺功能指标各参数或核心参数在正常范围内，则诊断为肺功能基本正常。这里FEF_{75}下降，不考虑是由小气道功能障碍导致的。小气道功能障碍主要是FEF_{25}、FEF_{50}、$FEF_{25\sim75}$三者中有两个低于65%，且 MEFV 曲线终末部分有明显的凹陷。

对于肺功能的诊断可分为：① 肺功能正常或基本正常；② 通气功能正常或

基本正常;③ 肺功能障碍类型：通气功能障碍和换气功能障碍，前者分为阻塞性通气功能障碍、限制性通气功能障碍、混合性通气功能障碍。小气道功能障碍是独立于通气功能障碍以外的一种类型。

支气管舒张试验是通过给予支气管舒张剂治疗，观察阻塞气道可逆性的方法，实质是一次用力肺活量检查。支气管舒张试验阳性判断标准：FEV_1和（或）FVC用药后较用药前增加≥12％，且绝对值增加≥200 mL，则为支气管舒张试验阳性。两者同时不满足条件，则支气管舒张试验阴性；满足其中一个，则支气管舒张试验可疑阳性（指南上没有表达，但舒张后满足一个条件对临床有很大的意义）。目前临床上应用最多、认可度最高的是FEV_1，FVC作为支气管舒张试验的判断指标多用于慢性阻塞性肺疾病患者，FVC改善反映患者的肺过度充气、气体陷闭得到改善。

支气管舒张试验报告规范：报告应包括检查方法、吸入药物、剂量、肺功能指标、改变值及结果判断等。例如，通过储雾罐吸入沙丁胺醇气雾剂400 μg，15分钟后FEV_1较基线增加2.1％，且绝对值增加70 mL，支气管舒张试验阴性。

例 ④

男，26 岁，身高 178 cm，体重 79 kg，哮喘定期随访（运动爱好者）。

		体重：	79 kg		年龄：	26 岁
		性别：	男		身高/预估身高：	178 cm
		预计值模式：	Standard-sh		BMI：	24.93

		Pred	A1	%(A1/P)	Act2	%(A2/P)
日期			22-2-25		22-2-25	
时间			13:37:15		13:37:5	
VT	[L]	0.56			0.43	75.55
MV	[L/min]	11.29			12.93	114.55
BF	[1/min]	20.00			30.32	151.62
ERV	[L]	1.71			3.02	176.33
IC	[L]	3.39			2.76	81.28
VC IN	[L]	5.02	5.79	115.35	5.71	113.84
VC EX	[L]	5.02	5.86	116.75	5.78	115.09
VC MAX	[L]	5.02	5.86	116.75	5.78	115.09
FVC	[L]	4.94	5.86	118.60		
FEV 1	[L]	4.22	5.06	120.02		
FEV1%FVC	[%]	84.56	86.38	102.14		
FEV1%VC MAX	[%]	84.56	86.38	102.14		
FEV 2	[L]	5.01	5.77	115.38		
FEV 3	[L]	4.55	5.84	128.57		
PEF	[L/s]	10.19	11.22	110.12		
FEF25	[L/s]	8.45	10.06	119.05		
FEF50	[L/s]	5.53	6.13	110.78		
FEF75	[L/s]	2.65	2.75	103.94		
FEF25-75	[L/s]	4.67	5.50	117.92		
BEV	[L]		0.11			
BEV%FVC	[%]		1.81			
FET	[s]		3.67			
FRC-SB	[L]	3.23			5.01	155.10
RV-SB	[L]	1.65			2.00	121.31
TLC-SB	[L]	6.58			7.71	117.21
RV%TLC-SB	[%]	22.87			25.90	113.22
FRC%TLC-SB	[%]	46.33			65.05	140.39
DLCO SB	[mmol/min/kPa]	9.95			9.10	91.49
DLCO/VA	[mmol/min/kPa/L]	1.72			1.21	70.33

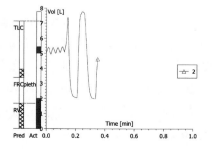

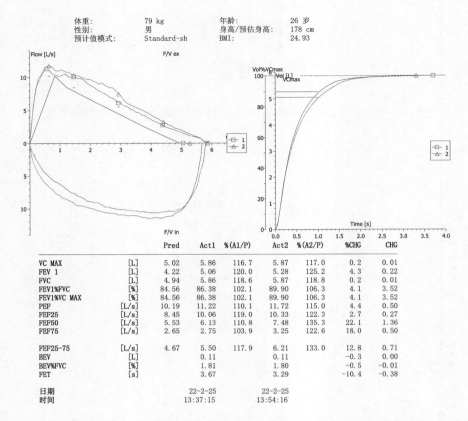

体重：	79 kg	年龄：	26 岁
性别：	男	身高/预估身高：	178 cm
预计值模式：	Standard-sh	BMI：	24.93

		Pred	Act1	%(A1/P)	Act2	%(A2/P)	%CHG	CHG
VC MAX	[L]	5.02	5.86	116.7	5.87	117.0	0.2	0.01
FEV 1	[L]	4.22	5.06	120.0	5.28	125.2	4.3	0.22
FVC	[L]	4.94	5.86	118.6	5.87	118.8	0.2	0.01
FEV1%FVC	[%]	84.56	86.38	102.1	89.90	106.3	4.1	3.52
FEV1%VC MAX	[%]	84.56	86.38	102.1	89.90	106.3	4.1	3.52
PEF	[L/s]	10.19	11.22	110.1	11.72	115.0	4.4	0.50
FEF25	[L/s]	8.45	10.06	119.0	10.33	122.3	2.7	0.27
FEF50	[L/s]	5.53	6.13	110.8	7.48	135.3	22.1	1.36
FEF75	[L/s]	2.65	2.75	103.9	3.25	122.6	18.0	0.50
FEF25-75	[L/s]	4.67	5.50	117.9	6.21	133.0	12.8	0.71
BEV	[L]		0.11		0.11		-0.3	0.00
BEV%FVC	[%]		1.81		1.80		-0.5	-0.01
FET	[s]		3.67		3.29		-10.4	-0.38
日期			22-2-25		22-2-25			
时间			13:37:15		13:54:16			

■ **MEFV 曲线特点**：呼气起始无犹豫,呼气相降支曲线光滑,吸呼环闭合,外推容积＜5％FVC,肺功能质控合格。

■ **肺功能测定结果**：VC、FVC、FEV_1、FEV_1/FVC、PEF、FEF_{25}、FEF_{50}、FEF_{75}、RV、TLC、RV/TLC、D_LCO 均正常,支气管舒张试验可疑阳性。

■ **肺功能诊断**：肺功能正常,支气管舒张试验可疑阳性。

■ **解析**：MEFV 曲线图形在预计值之外,肺功能各指标参数占预计值 100％以上,D_LCO 正常,用药后 FEV_1 较用药前增加超过 0.2 L,但改善率小于 12％,故肺功能正常,支气管舒张试验可疑阳性。患者热爱运动,通常情况下,常运动的人的肺活量比一般人的肺活量大,即使用通用的预计值公式进行肺功能诊断,可能低估患者的肺功能损害,此外,由于哮喘的可变性和可逆性特征,处于完全控制状态下时,通气功能检测可表现为正常。因此,这类患者若考虑哮喘,单纯常规肺功能检查并不能反映气道阻塞的问题,而需要行支气管舒张试验,必要时还需要行支气管激发试验。有时候"正常"的肺功能并不一定真的"正常"。

例 5

男，27 岁，身高 177 cm，体重 66 kg，高原旅游体检。

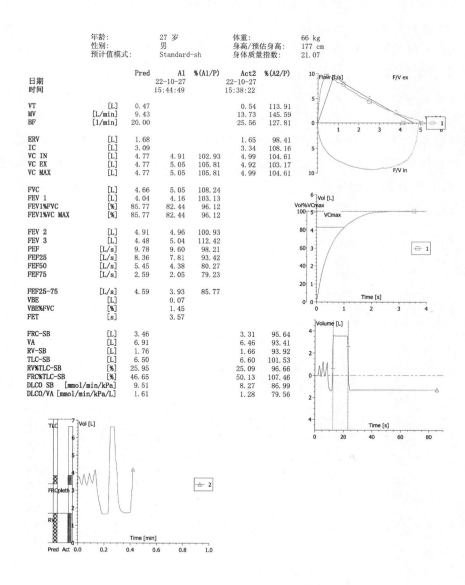

			年龄：	27 岁		体重：	66 kg
			性别：	男		身高/预估身高：	177 cm
			预计值模式：	Standard-sh		身体质量指数：	21.07

		Pred	A1	%(A1/P)	Act2	%(A2/P)
日期			22-10-27		22-10-27	
时间			15:44:49		15:38:22	
VT	[L]	0.47			0.54	113.91
MV	[L/min]	9.43			13.73	145.59
BF	[1/min]	20.00			25.56	127.81
ERV	[L]	1.68			1.65	98.41
IC	[L]	3.09			3.34	108.16
VC IN	[L]	4.77	4.91	102.93	4.99	104.61
VC EX	[L]	4.77	5.05	105.81	4.92	103.17
VC MAX	[L]	4.77	5.05	105.81	4.99	104.61
FVC	[L]	4.66	5.05	108.24		
FEV 1	[L]	4.04	4.16	103.13		
FEV1%FVC	[%]	85.77	82.44	96.12		
FEV1%VC MAX	[%]	85.77	82.44	96.12		
FEV 2	[L]	4.91	4.96	100.93		
FEV 3	[L]	4.48	5.04	112.42		
PEF	[L/s]	9.78	9.60	98.21		
FEF25	[L/s]	8.36	7.81	93.42		
FEF50	[L/s]	5.45	4.38	80.27		
FEF75	[L/s]	2.59	2.05	79.23		
FEF25-75	[L/s]	4.59	3.93	85.77		
VBE	[L]		0.07			
VBE%FVC	[%]		1.45			
FET	[s]		3.57			
FRC-SB	[L]	3.46			3.31	95.64
VA	[L]	6.91			6.46	93.41
RV-SB	[L]	1.76			1.66	93.92
TLC-SB	[L]	6.50			6.60	101.53
RV%TLC-SB	[%]	25.95			25.09	96.66
FRC%TLC-SB	[%]	46.65			50.13	107.46
DLCO SB	[mmol/min/kPa]	9.51			8.27	86.99
DLCO/VA	[mmol/min/kPa/L]	1.61			1.28	79.56

■ **MEFV 曲线特点：**呼气起始无犹豫，呼气相降支曲线光滑，吸呼环闭合，外推容积<5%FVC，肺功能质控合格。

■ **肺功能测定结果：**VC、FVC、FEV_1 均正常，FEV_1/FVC、PEF、FEF_{25}、FEF_{50}、RV、TLC、RV/TLC、D_LCO 均基本正常，FEF_{75} 下降。

■ **肺功能诊断：**肺功能基本正常。

■ **解析：**本测试中呼气时间为 3.57 秒，V－T 曲线显示呼气末平台超过 1 秒。在实际操作中，部分受试者气道比较通畅或限制性通气功能障碍的患者呼气时间很难达到 6 秒以上，注意观察呼气末平台，以及至少 3 次可接受性测试，验证肺功能数据的重复性和准确性。2019 年美国胸科学会/欧洲呼吸学会（ATS/ERS）指南中指出用力呼气结束（end of forced expiration，EOFE）的标准：在至少 1 秒内，容量变化小于 0.025 L（一个"平台"）；达到 15 秒的用力呼气时间（forced expiratory time，FET）；可重复性容许的范围内，必须在多个测试中，观察到最大 FVC。合格的用力呼气结束标准（要得到一个满意的 EOFE），满足其中任意一个，即得到一个满意的 EOFE。需要说明的是，呼气终止不等于测试终止，没有最小 FET 的要求。

例 6

男,27 岁,身高 177 cm,体重 66 kg,高原旅游体检。

年龄:		27 岁		体重:		66 kg
性别:		男		身高/预估身高:		177 cm
预计值模式:		Standard-sh		身体质量指数:		21.07

		Pred	A1	%(A1/P)	Act2	%(A2/P)
日期			22-10-27			
时间			15:43:44			
VT	[L]	0.47				
MV	[L/min]	9.43				
BF	[1/min]	20.00				
ERV	[L]	1.68				
IC	[L]	3.09				
VC IN	[L]	4.77	4.85	101.66		
VC EX	[L]	4.77	5.00	104.88		
VC MAX	[L]	4.77	5.00	104.88		
FVC	[L]	4.66	5.00	107.30		
FEV 1	[L]	4.04	4.15	102.77		
FEV1%FVC	[%]	85.77	82.88	96.63		
FEV1%VC MAX	[%]	85.77	82.88	96.63		
FEV 2	[L]	4.91	4.93	100.44		
FEV 3	[L]	4.48	4.99	111.22		
PEF	[L/s]	9.78	8.72	89.16		
FEF25	[L/s]	8.36	7.59	90.70		
FEF50	[L/s]	5.45	4.51	82.68		
FEF75	[L/s]	2.59	2.08	80.52		
FEF25-75	[L/s]	4.59	4.04	88.09		
VBE	[L]		0.26			
VBE%FVC	[%]		5.14			
FET	[s]		4.52			
FRC-SB	[L]	3.46				
VA	[L]	6.91				
RV-SB	[L]	1.76				
TLC-SB	[L]	6.50				
RV%TLC-SB	[%]	25.95				
FRC%TLC-SB	[%]	46.65				
DLCO SB	[mmol/min/kPa]	9.51				
DLCO/VA	[mmol/min/kPa/L]	1.61				

■ **解析**：本例属于不可接受测试，存在的问题是受试者呼气起始犹豫，爆发力不足，呼气相升支曲线未迅速上升，外推容积(EV)0.26 L，导致 EV 过大，超过可接受标准。和例 5 是同一个受试者，检查时不可忽视质控点，对比学习，曲线图形比较容易判断。从用力呼气起始瞬间到最大呼气流量需要一定的时间，当达到最大呼气流量时，这一时间点就定义为呼气时间零点。FEV_1、FVC 等指标均从呼气时间零点开始计算。呼气时间零点开始前所呼出的气体容积就称为EV。呼气爆发力越强，时间零点出现越早，EV 亦越少；而呼气爆发力不足时，EV 则较大。因此，EV 可作为呼气起始是否有爆发力的质控指标。

受试者做常规肺功能检查，最重要的是肺通气功能检查。用力肺活量曲线的起始、过程、结束和用力呼气后的最大回吸，都有明确的标准。

（1）用力呼气的起始标准：① 主观标准：呼气起始无犹豫，有爆发力，用力呼气曲线上升支陡直，有明显最大呼气流量 PEF 尖峰。② 客观标准：外推容积(EV)是评价呼气起始爆发力的客观指标，EV 应≤5％FVC 或为 0.15 L（取较大值）。

（2）用力呼气过程标准：用力呼气起始第一秒无咳嗽，整个呼气曲线下降支平滑、无声门闭合、无提前吸气和漏气、无舌头堵塞。

（3）用力呼气的结束标准：要得到一个满意的 EOFE。

（4）用力呼气后的最大回吸标准：用力呼气后的最大吸气是检验前一次吸气是否完全的重要步骤。

例 7

男,27 岁,身高 177 cm,体重 66 kg,高原旅游体检。

年龄:	27 岁	体重:	66 kg
性别:	男	身高/预估身高:	177 cm
预计值模式:	Standard-sh	身体质量指数:	21.07

		Pred	A1	%(A1/P)	Act2	%(A2/P)
日期			22-10-27			
时间			16:22:36			
VT	[L]	0.47				
MV	[L/min]	9.43				
BF	[1/min]	20.00				
ERV	[L]	1.68				
IC	[L]	3.09				
VC IN	[L]	4.77	3.49	73.13		
VC EX	[L]	4.77	3.47	72.75		
VC MAX	[L]	4.77	3.49	73.13		
FVC	[L]	4.66	3.47	74.42		
FEV 1	[L]	4.04	2.80	69.27		
FEV1%FVC	[%]	85.77	80.53	93.89		
FEV1%VC MAX	[%]	85.77	80.11	93.40		
FEV 2	[L]	4.91	3.36	68.33		
FEV 3	[L]	4.48	3.46	77.06		
PEF	[L/s]	9.78	7.17	73.31		
FEF25	[L/s]	8.36	4.29	51.24		
FEF50	[L/s]	5.45	2.72	49.87		
FEF75	[L/s]	2.59	1.32	50.87		
FEF25-75	[L/s]	4.59	2.43	52.98		
VBE	[L]		0.04			
VBE%FVC	[%]		1.15			
FET	[s]		3.56			
FRC-SB	[L]	3.46				
VA	[L]	6.91				
RV-SB	[L]	1.76				
TLC-SB	[L]	6.50				
RV%TLC-SB	[%]	25.95				
FRC%TLC-SB	[%]	46.65				
DLCO SB	[mmol/min/kPa]	9.51				
DLCO/VA	[mmol/min/kPa/L]	1.61				

■ **解析：**本例属于不可接受测试，此例和例 5 是同一个受试者，因为配合不同，吹出来的 MEFV 曲线截然不同。就本例而言，吸气和呼气看似配合较佳，曲线尚可，而实际的肺功能报告完全是正常的结果。肺功能检查严格的质量控制是肺功能检查的生命线。既要满足可接受性曲线标准，又要达到重复性标准。重复性标准：在 3 次可接受的测试中，FVC 和 FEV_1 的最佳值与次佳值之间的误差应≤0.150 L。如果 FVC≤1.0 L，则这些值的误差应≤0.100 L。依重复性的质量，可分为 5 个等级（表 7 - 1）。

表 7 - 1　重复性检查质量等级判断标准

等级	结果	重复性要求
A 级	可靠	3 次可接受及 2 次可重复的测试，FEV_1 和 FVC 的最佳值与次佳值差异＜0.15 L
B 级	可靠	3 次可接受及 2 次可重复的测试，FEV_1 和 FVC 的最佳值与次佳值差异＜0.20 L
C 级	较可靠	至少 2 次可接受测试，FEV_1 和 FVC 的最佳值与次佳值差异＜0.25 L
D 级	不可靠	至少 2 次可接受测试，但不可重复；或只有 1 次可接受的测试
F 级	不可靠	不可靠的测试结果，没有可接受的测试

例 ⑧

男，27 岁，身高 177 cm，体重 66 kg，高原旅游体检。

年龄：	27 岁	体重：	66 kg
性别：	男	身高/预估身高：	177 cm
预计值模式：	Standard-sh	身体质量指数：	21.07

		Pred	A1	%(A1/P)	Act2	%(A2/P)
日期			22-10-27			
时间			16:17:15			
VT	[L]	0.47				
MV	[L/min]	9.43				
BF	[1/min]	20.00				
ERV	[L]	1.68				
IC	[L]	3.09				
VC IN	[L]	4.77	2.34	49.05		
VC EX	[L]	4.77	2.40	50.35		
VC MAX	[L]	4.77	2.40	50.35		
FVC	[L]	4.66	2.40	51.50		
FEV 1	[L]	4.04	2.07	51.37		
FEV1%FVC	[%]	85.77	86.31	100.62		
FEV1%VC MAX	[%]	85.77	86.31	100.62		
FEV 2	[L]	4.91	2.37	48.27		
FEV 3	[L]	4.48				
PEF	[L/s]	9.78	5.14	52.62		
FEF25	[L/s]	8.36	3.53	42.24		
FEF50	[L/s]	5.45	2.07	38.02		
FEF75	[L/s]	2.59	1.12	43.39		
FEF25-75	[L/s]	4.59	1.93	42.02		
VBE	[L]		0.09			
VBE%FVC	[%]		3.95			
FET	[s]		2.35			
FRC-SB	[L]	3.46				
VA	[L]	6.91				
RV-SB	[L]	1.76				
TLC-SB	[L]	6.50				
RV%TLC-SB	[%]	25.95				
FRC%TLC-SB	[%]	46.65				
DLCO SB	[mmol/min/kPa]	9.51				
DLCO/VA	[mmol/min/kPa/L]	1.61				

■ **解析**：本例属于不可接受测试，本例和例 5 是同一个受试者。通过观察流量-容积曲线发现，呼气相降支呼气流量迅速降为零；通过观察 V－T 曲线发现，呼气时间不足 6 秒且呼气相平台未达到 1 秒，不满足用力呼气结束标准。存在的问题是未吸足和未吹光，嘴角漏气，呈现的 MEFV 曲线较预计曲线缩小，肺功能数据出现限制性障碍，与真实的情况完全不同。解读肺功能报告首先看 MEFV 曲线图形是否符合质控要求，其次才是肺功能数据的判断。需要注意的是，如果一开始就属于不可接受的测试，在评价重复性之前就应剔除，不能用于判定最大值。如果 3 次测试均未达标准，则应再测试，但通常不超过 8 次。注意气道敏感性较高者，多次重复用力呼吸时可能诱发其气道痉挛，出现呼吸容积和流量均递次减少，此时不可达到重复性标准，应在结果中予以说明。

例⑨

男,29 岁,身高 177 cm,体重 84 kg,因胸闷于呼吸科就诊。

		年龄:	29 岁		体重:	84 kg	
		性别:	男		身高/预估身高:	177 cm	
		预计值模式:	Standard-sh		BMI:	26.81	
		Pred	A1	%(A1/P)	Act2	%(A2/P)	
日期			22-2-24		22-2-24		
时间			8:47:50		8:48:35		
VT	[L]	0.60			1.64	273.78	
MV	[L/min]	12.00			28.38	236.51	
BF	[1/min]	20.00			17.28	86.38	
ERV	[L]	1.67			1.55	92.96	
IC	[L]	3.46			3.65	105.39	
VC IN	[L]	5.01	4.80	95.80	5.02	100.26	
VC EX	[L]	5.01	5.39	107.61	5.20	103.91	
VC MAX	[L]	5.01	5.39	107.61	5.20	103.91	
FVC	[L]	4.94	5.39	109.12			
FEV 1	[L]	4.16	4.62	110.85			
FEV1%FVC	[%]	83.36	85.69	102.80			
FEV1%VC MAX	[%]	83.36	85.69	102.80			
FEV 2	[L]	4.85	5.20	107.33			
FEV 3	[L]	4.45	5.35	120.17			
PEF	[L/s]	10.23	10.09	98.70			
FEF25	[L/s]	8.36	9.97	119.26			
FEF50	[L/s]	5.41	5.34	98.60			
FEF75	[L/s]	2.53	2.44	96.37			
FEF25-75	[L/s]	4.54	4.85	106.79			
BEV	[L]		0.16				
BEV%FVC	[%]		3.01				
FET	[s]		4.03				
FRC-SB	[L]	3.10			2.98	96.12	
RV-SB	[L]	1.62			1.43	88.30	
TLC-SB	[L]	6.51			6.21	95.36	
RV%TLC-SB	[%]	22.61			22.99	101.70	
FRC%TLC-SB	[%]	46.91			47.95	102.22	
DLCO SB	[mmol/min/kPa]	9.91			8.45	85.30	
DLCO/VA	[mmol/min/kPa/L]	1.74			1.40	80.42	

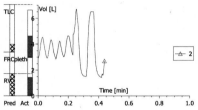

■ **MEFV 曲线特点**：呼气起始无犹豫，呼气相降支曲线光滑，外推容积＜5%FVC。

■ **肺功能测定结果**：VC、FVC、FEV_1、FEV_1/FVC、FEF_{25} 均正常，PEF、FEF_{50}、FEF_{75}、RV、TLC、RV/TLC、D_LCO 均基本正常。

■ **肺功能诊断**：肺功能正常。

■ **解析**：本例患者在检查肺功能时存在两个问题：① 行 MFEV 曲线时，吸呼环未完全闭合，从数据上得知，FVC_{IN} 实测值为 4.80 L，FVC_{EX} 实测值为 5.39 L，而实际肺功能报告中的 FVC 指的是 FVC_{EX}，建议指导患者平静呼吸后用力吸足用力呼气后，做一个最大吸气，使吸呼环闭合，同时也验证肺容量的真实值。当然，在行用力肺活量检查时，最重要的是 MEFV 曲线，用来判断气流受限或胸廓扩张、回缩的依据，但必要时（通气功能异常的特殊类型，大气道阻塞）需要加做 MIFV 曲线，防止漏诊或误诊。② FVC 与 VC 的差值为 0.19 L，这种情况一般为 VC 检查中未吹光或未吸足。本例虽然吸呼环未完全闭合，肺活量检查欠佳，但是不影响对受试者肺功能检查结果的判定。

例⑩

男,29 岁,身高 177 cm,体重 84 kg,因胸闷于呼吸科就诊。

		年龄:	29 岁		体重:	84 kg
		性别:	男		身高/预估身高:	177 cm
		预计值模式:	Standard-sh		BMI:	26.81

日期 时间		Pred	A1 22-2-24 8:47:50	%(A1/P)	Act2 %(A2/P)
VT	[L]	0.60			
MV	[L/min]	12.00			
BF	[1/min]	20.00			
ERV	[L]	1.67			
IC	[L]	3.46			
VC IN	[L]	5.01	4.14	82.72	
VC EX	[L]	5.01	4.32	86.32	
VC MAX	[L]	5.01	4.32	86.32	
FVC	[L]	4.94	4.32	87.53	
FEV 1	[L]	4.16	3.66	87.93	
FEV1%FVC	[%]	83.36	84.74	101.66	
FEV1%VC MAX	[%]	83.36	84.74	101.66	
FEV 2	[L]	4.85	4.14	85.48	
FEV 3	[L]	4.45	4.29	96.35	
PEF	[L/s]	10.23	9.00	87.96	
FEF25	[L/s]	8.36	7.51	89.75	
FEF50	[L/s]	5.41	4.29	79.29	
FEF75	[L/s]	2.53	1.75	69.00	
FEF25-75	[L/s]	4.54	3.72	81.86	
BEV	[L]		0.12		
BEV%FVC	[%]		2.71		
FET	[s]		4.36		
FRC-SB	[L]	3.10			
RV-SB	[L]	1.62			
TLC-SB	[L]	6.51			
RV%TLC-SB	[%]	22.61			
FRC%TLC-SB	[%]	46.91			
DLCO SB	[mmol/min/kPa]	9.91			
DLCO/VA	[mmol/min/kPa/L]	1.74			

■ **解析：** 本例属于不可接受测试，不符合质控要求。和例 9 为同一患者，单从 MFEV 曲线看出呼气起始有爆发力，呼气相升支陡直，呼气相降支曲线光滑，吸气相曲线饱满光滑，吸呼环闭合，似乎配合较好，但对比例 9 可知，此例吸气不足、呼气不足，导致 FVC、FEV_1 被低估，未能准确测定受试者的真实状况。受试者检查的配合程度主要分为三个水平：配合佳、配合较佳或配合欠佳，在肺功能报告中应该注明。在肺功能检查时，一定要规范化操作，验证检测的准确性和重复性，严格的质量控制是肺功能测定的生命线。

例⑪

女,50 岁,身高 155 cm,体重 54 kg,哮喘定期随访。

		体重:	54 kg		年龄:	50 岁	
		性别:	女		身高/预估身高:	155 cm	
		预计值模式:	Standard-sh		BMI:	22.48	

日期		Pred	A1	%(A1/P)	Act2	%(A2/P)
时间			22-2-22		22-2-22	
			14:21:56		14:25:0	
VT	[L]	0.39			0.66	170.33
MV	[L/min]	7.71			15.07	195.36
BF	[1/min]	20.00			22.94	114.69
ERV	[L]	0.85			0.92	108.50
IC	[L]	1.95			2.53	129.52
VC IN	[L]	2.75	3.10	112.93	3.32	120.64
VC EX	[L]	2.75	3.35	122.02	3.45	125.41
VC MAX	[L]	2.75	3.35	122.02	3.45	125.41
FVC	[L]	2.68	3.35	125.13		
FEV 1	[L]	2.16	2.62	120.95		
FEV1%FVC	[%]	82.08	78.00	95.03		
FEV1%VC MAX	[%]	82.08	78.00	95.03		
FEV 2	[L]	2.53	3.06	120.84		
FEV 3	[L]	2.60	3.23	124.17		
PEF	[L/s]	5.99	6.15	102.66		
FEF25	[L/s]	5.44	5.42	99.62		
FEF50	[L/s]	3.36	2.59	77.11		
FEF75	[L/s]	1.20	0.98	81.48		
FEF25-75	[L/s]	2.75	2.25	81.59		
BEV	[L]		0.07			
BEV%FVC	[%]		2.13			
FET	[s]		4.08			
FRC-SB	[L]	2.30			3.25	141.58
RV-SB	[L]	1.52			2.34	153.80
TLC-SB	[L]	4.24			5.57	131.39
RV%TLC-SB	[%]	34.78			41.90	120.47
FRC%TLC-SB	[%]	56.80			58.38	102.77
DLCO SB	[mmol/min/kPa]	5.90			8.74	148.09
DLCO/VA	[mmol/min/kPa/L]	1.54			1.60	104.22

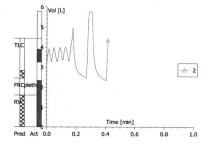

■ **MEFV 曲线特点**：呼气起始无犹豫，呼气相降支曲线光滑，外推容积＜5％ FVC，肺功能质控合格。

■ **肺功能测定结果**：VC、FVC、FEV_1、PEF、D_LCO 均正常，FEV_1/FVC、FEF_{25}、FEF_{75} 均基本正常，FEF_{50} 下降。

■ **肺功能诊断**：肺功能基本正常。

■ **解析**：常规肺功能检查分为直接测定肺功能指标和间接测定肺功能指标，直接测定肺功能指标主要包括 FVC、VC、VT 等容积参数和通气功能参数，其影响因素少，结果可靠、稳定。间接测定肺功能指标主要是指 RV、FRC、TLC，影响准确性因素较多，总体可靠程度也相应降低。此份报告中，间接测定法 TLC 与 RV 的差值是 3.23 L，推算出 VC 是 3.23 L，而直接测定法 VC 是 3.45 L，推算出间接测定法是不准确的，高估了 RV 值，同时结合受试者通气功能指标均正常，更加肯定 RV 的升高与临床不符合，故此报告中间接测定法测定的 RV、FRC、TLC 的升高不可靠，没有临床意义。

例⑫

女,50 岁,身高 155 cm,体重 54 kg,哮喘定期随访。

		体重:	54 kg		年龄:	50 岁
		性别:	女		身高/预估身高:	155 cm
		预计值模式:	Standard-sh		BMI:	22.48

日期		Pred	A1 22-2-22	%(A1/P)	Act2 %(A2/P)
时间			14:21:56		
VT	[L]	0.39			
MV	[L/min]	7.71			
BF	[1/min]	20.00			
ERV	[L]	0.85			
IC	[L]	1.95			
VC IN	[L]	2.75	2.87	104.52	
VC EX	[L]	2.75	.3.25	118.13	
VC MAX	[L]	2.75	3.25	118.13	
FVC	[L]	2.68	3.25	121.14	
FEV 1	[L]	2.16	2.44	112.62	
FEV1%FVC	[%]	82.08	75.03	91.41	
FEV1%VC MAX	[%]	82.08	75.03	91.41	
FEV 2	[L]	2.53	2.87	113.51	
FEV 3	[L]	2.60	3.04	116.87	
PEF	[L/s]	5.99	5.44	90.68	
FEF25	[L/s]	5.44	3.41	62.64	
FEF50	[L/s]	3.36	2.08	61.85	
FEF75	[L/s]	1.20	0.84	70.44	
FEF25-75	[L/s]	2.75	1.95	70.84	
BEV	[L]		0.05		
BEV%FVC	[%]		1.57		
FET	[s]		5.48		
FRC-SB	[L]	2.30			
RV-SB	[L]	1.52			
TLC-SB	[L]	4.24			
RV%TLC-SB	[%]	34.78			
FRC%TLC-SB	[%]	56.80			
DLCO SB	[mmol/min/kPa]	5.90			
DLCO/VA	[mmol/min/kPa/L]	1.54			

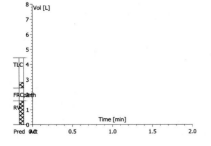

■ **解析**：本例属于不可接受测试，不符合质控要求。肺功能通气报告解读步骤：① 评价肺功能检查的质量；② 判断检查结果是否正常；③ 分析肺功能损害的类型；④ 确定肺功能损害的程度；⑤ 结合临床资料综合分析。本例属于不可接受测试，不符合质控要求，存在的问题是在用力呼气第一秒内出现了咳嗽，造成一秒量减少，一秒率降低，单从受试者的肺功能数据诊断为阻塞性通气功能障碍。事实上，该受试者的真实肺功能是正常的，本测试是不符合质控要求的（参见例 11）。需要强调的是，肺功能报告的解读首先是看图形是否符合质控的要求，如果图形不可接受，单纯分析数据是没有意义的。

例⑬

女,50 岁,身高 155 cm,体重 54 kg,哮喘定期随访。

		体重:	54 kg		年龄:	50 岁
		性别:	女		身高/预估身高:	155 cm
		预计值模式:	Standard-sh		BMI:	22.48

		Pred	A1	%(A1/P)	Act2 %(A2/P)
日期			22-2-22		
时间			14:21:56		
VT	[L]	0.39			
MV	[L/min]	7.71			
BF	[1/min]	20.00			
ERV	[L]	0.85			
IC	[L]	1.95			
VC IN	[L]	2.75	3.15	114.78	
VC EX	[L]	2.75	3.33	121.01	
VC MAX	[L]	2.75	3.33	121.01	
FVC	[L]	2.68	3.33	124.08	
FEV 1	[L]	2.16	2.44	113.06	
FEV1%FVC	[%]	82.08	73.53	89.58	
FEV1%VC MAX	[%]	82.08	73.53	89.58	
FEV 2	[L]	2.53	2.89	114.12	
FEV 3	[L]	2.60	3.08	118.16	
PEF	[L/s]	5.99	6.02	100.38	
FEF25	[L/s]	5.44	5.33	97.96	
FEF50	[L/s]	3.36	1.06	31.54	
FEF75	[L/s]	1.20	0.75	62.61	
FEF25-75	[L/s]	2.75	1.75	63.42	
BEV	[L]		0.06		
BEV%FVC	[%]		1.77		
FET	[s]		5.45		
FRC-SB	[L]	2.30			
RV-SB	[L]	1.52			
TLC-SB	[L]	4.24			
RV%TLC-SB	[%]	34.78			
FRC%TLC-SB	[%]	56.80			
DLCO SB	[mmol/min/kPa]	5.90			
DLCO/VA	[mmol/min/kPa/L]	1.54			

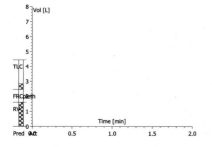

■ **解析**：本例属于不可接受测试，不符合质控要求。此次测试呼气过程中出现了连续的咳嗽，MEFV曲线中呼气相曲线出现多个波浪线。对比例11可知，受试者的FVC相近，FEV_1/FVC却差别较大，呼气过程中，咳嗽导致呼气受影响，造成一秒量减少，一秒率降低，不符合质控要求（参见例11）。

例⑭

男,58 岁,身高 161 cm,体重 62 kg,因咳嗽于呼吸科就诊。

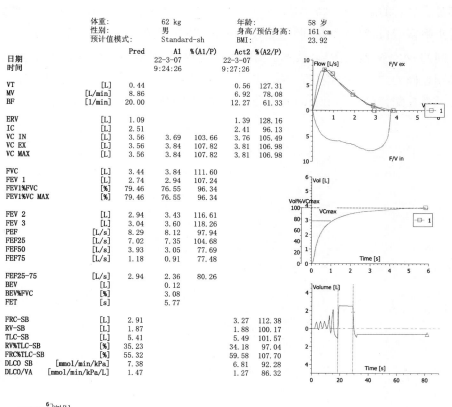

		Pred	A1	%(A1/P)	Act2	%(A2/P)
体重:		62 kg			年龄:	58 岁
性别:		男			身高/预估身高:	161 cm
预计值模式:		Standard-sh			BMI:	23.92
日期			22-3-07		22-3-07	
时间			9:24:26		9:27:26	
VT	[L]	0.44			0.56	127.31
MV	[L/min]	8.86			6.92	78.08
BF	[1/min]	20.00			12.27	61.33
ERV	[L]	1.09			1.39	128.16
IC	[L]	2.51			2.41	96.13
VC IN	[L]	3.56	3.69	103.66	3.76	105.49
VC EX	[L]	3.56	3.84	107.82	3.81	106.98
VC MAX	[L]	3.56	3.84	107.82	3.81	106.98
FVC	[L]	3.44	3.84	111.60		
FEV 1	[L]	2.74	2.94	107.24		
FEV1%FVC	[%]	79.46	76.55	96.34		
FEV1%VC MAX	[%]	79.46	76.55	96.34		
FEV 2	[L]	2.94	3.43	116.61		
FEV 3	[L]	3.04	3.60	118.26		
PEF	[L/s]	8.29	8.12	97.94		
FEF25	[L/s]	7.02	7.35	104.68		
FEF50	[L/s]	3.93	3.05	77.69		
FEF75	[L/s]	1.18	0.91	77.48		
FEF25-75	[L/s]	2.94	2.36	80.26		
BEV	[L]		0.12			
BEV%FVC	[%]		3.08			
FET	[s]		5.77			
FRC-SB	[L]	2.91			3.27	112.38
RV-SB	[L]	1.87			1.88	100.17
TLC-SB	[L]	5.41			5.49	101.57
RV%TLC-SB	[%]	35.23			34.18	97.04
FRC%TLC-SB	[%]	55.32			59.58	107.70
DLCO SB	[mmol/min/kPa]	7.38			6.81	92.28
DLCO/VA	[mmol/min/kPa/L]	1.47			1.27	86.32

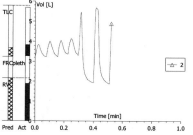

■ **MEFV 曲线特点**：呼气起始无犹豫，呼气相降支曲线光滑，外推容积＜5％ FVC，肺功能质控合格。

■ **肺功能测定结果**：VC、FVC、FEV_1、FEF_{25} 均正常，FEV_1/FVC、PEF、RV、TLC、RV/TLC、D_LCO 均基本正常，FEF_{50}、FEF_{75} 下降。

■ **肺功能诊断**：肺功能基本正常。

■ **解析**：根据 MEFV 曲线图形，肺功能核心参数较容易判断此肺功能报告为肺功能基本正常。肺功能检查比较特殊，需要技术员和受试者共同协助完成，尤其是受试者的配合程度影响较大，受试者在检查过程中常常出现的问题如咳嗽、舌头阻塞咬口、吸气不足、呼气爆发力不足、呼气中断、嘴角漏气等，往往会出现不同的 MEFV 曲线图形，技术员需时刻注意观察，根据图形判断指出问题，引导其用正确的方法进行检查。本例和例 15、例 16 是同一个受试者，可以对比学习受试者在配合过程中出现的问题会呈现对应的 MEFV 曲线图形。

例 ⑮

男,58 岁,身高 161 cm,体重 62 kg,因咳嗽于呼吸科就诊。

体重:		62 kg		年龄:		58 岁
性别:		男		身高/预估身高:		161 cm
预计值模式:		Standard-sh		BMI:		23.92

		Pred	A1	%(A1/P)	Act2	%(A2/P)
日期			22-3-07			
时间			9:24:26			
VT	[L]	0.44				
MV	[L/min]	8.86				
BF	[1/min]	20.00				
ERV	[L]	1.09				
IC	[L]	2.51				
VC IN	[L]	3.56	2.28	64.11		
VC EX	[L]	3.56	2.97	83.35		
VC MAX	[L]	3.56	2.97	83.35		
FVC	[L]	3.44	2.97	86.27		
FEV 1	[L]	2.74	2.94	107.30		
FEV1%FVC	[%]	79.46	99.08	124.69		
FEV1%VC MAX	[%]	79.46	99.08	124.69		
FEV 2	[L]	2.94				
FEV 3	[L]	3.04				
PEF	[L/s]	8.29	7.99	96.46		
FEF25	[L/s]	7.02	7.86	111.90		
FEF50	[L/s]	3.93	4.68	118.99		
FEF75	[L/s]	1.18	2.43	205.76		
FEF25-75	[L/s]	2.94	4.28	145.35		
BEV	[L]		0.15			
BEV%FVC	[%]		5.03			
FET	[s]		1.13			
FRC-SB	[L]	2.91				
RV-SB	[L]	1.87				
TLC-SB	[L]	5.41				
RV%TLC-SB	[%]	35.23				
FRC%TLC-SB	[%]	55.32				
DLCO SB	[mmol/min/kPa]	7.38				
DLCO/VA	[mmol/min/kPa/L]	1.47				

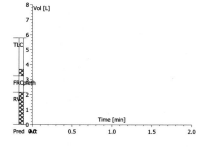

■ **解析**：本例属于不可接受测试，受试者配合差。出现的问题是吸气未吸足（吸气动作要领：尽可能深吸、快吸、吸足至肺总量位），吸气过程中受试者舌头堵塞一下咬口（吸气曲线中出现一个凹痕），呼气中断，MEFV 曲线中，呼气流量突然降为零，呼气时间是 1.13 秒，FEF_2、FEF_3 数据不显示，呼气中断会导致 FVC 降低，不符合质控要求（参见配合较佳例 14）。

例⑯

男,58 岁,身高 161 cm,体重 62 kg,因咳嗽于呼吸科就诊。

		体重:	62 kg			年龄:	58 岁
		性别:	男			身高/预估身高:	161 cm
		预计值模式:	Standard-sh			BMI:	23.92
		Pred	A1	%(A1/P)	Act2 %(A2/P)		
日期			22-3-07				
时间			9:24:26				
VT	[L]	0.44					
MV	[L/min]	8.86					
BF	[1/min]	20.00					
ERV	[L]	1.09					
IC	[L]	2.51					
VC IN	[L]	3.56	2.82	79.31			
VC EX	[L]	3.56	3.37	94.59			
VC MAX	[L]	3.56	3.37	94.59			
FVC	[L]	3.44	3.37	97.90			
FEV 1	[L]	2.74	3.37	105.14			
FEV1%FVC	[%]	79.46	85.55	107.66			
FEV1%VC MAX	[%]	79.46	85.55	107.66			
FEV 2	[L]	2.94	3.32	112.92			
FEV 3	[L]	3.04					
PEF	[L/s]	8.29	8.51	102.64			
FEF25	[L/s]	7.02	6.95	99.05			
FEF50	[L/s]	3.93	3.36	85.46			
FEF75	[L/s]	1.18	2.03	171.58			
FEF25-75	[L/s]	2.94	2.81	95.32			
BEV	[L]		0.11				
BEV%FVC	[%]		3.24				
FET	[s]		2.43				
FRC-SB	[L]	2.91					
RV-SB	[L]	1.87					
TLC-SB	[L]	5.41					
RV%TLC-SB	[%]	35.23					
FRC%TLC-SB	[%]	55.32					
DLCO SB	[mmol/min/kPa]	7.38					
DLCO/VA	[mmol/min/kPa/L]	1.47					

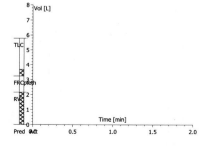

■ **解析**：本例属于不可接受测试，受试者配合差。呼气过程中出现咳嗽，且咳嗽出现在用力呼气的第一秒内（可从 V‐T 曲线判断），正确的用力呼气过程为无中断，无咳嗽，主动发力，尽最大可能完全呼气到极限（至残气位），此测试不符合质控要求（参见配合较佳例 14）。

例 17

女，52 岁，身高 151 cm，体重 45 kg，肺占位性病变拟行手术治疗，术前评估。

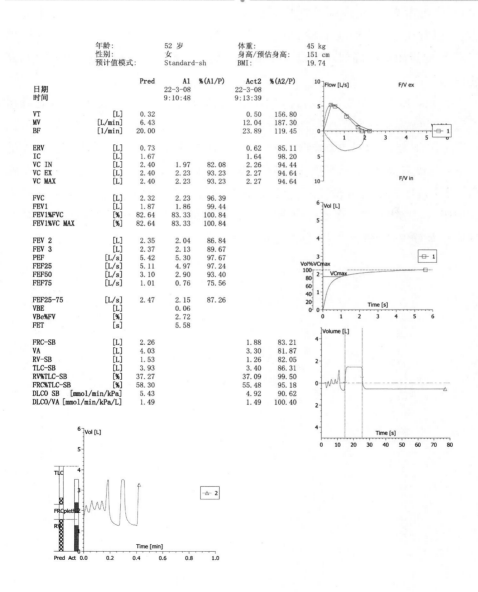

		年龄：	52 岁		体重：	45 kg
		性别：	女		身高/预估身高：	151 cm
		预计值模式：	Standard-sh		BMI：	19.74

		Pred	A1	%(A1/P)	Act2	%(A2/P)
日期			22-3-08		22-3-08	
时间			9:10:48		9:13:39	
VT	[L]	0.32			0.50	156.80
MV	[L/min]	6.43			12.04	187.30
BF	[1/min]	20.00			23.89	119.45
ERV	[L]	0.73			0.62	85.11
IC	[L]	1.67			1.64	98.20
VC IN	[L]	2.40	1.97	82.08	2.26	94.44
VC EX	[L]	2.40	2.23	93.23	2.27	94.64
VC MAX	[L]	2.40	2.23	93.23	2.27	94.64
FVC	[L]	2.32	2.23	96.39		
FEV1	[L]	1.87	1.86	99.44		
FEV1%FVC	[%]	82.64	83.33	100.84		
FEV1%VC MAX	[%]	82.64	83.33	100.84		
FEV 2	[L]	2.35	2.04	86.84		
FEV 3	[L]	2.37	2.13	89.67		
PEF	[L/s]	5.42	5.30	97.67		
FEF25	[L/s]	5.11	4.97	97.24		
FEF50	[L/s]	3.10	2.90	93.40		
FEF75	[L/s]	1.01	0.76	75.56		
FEF25-75	[L/s]	2.47	2.15	87.26		
VBE	[L]		0.06			
VBe%FV	[%]		2.72			
FET	[s]		5.58			
FRC-SB	[L]	2.26			1.88	83.21
VA	[L]	4.03			3.30	81.87
RV-SB	[L]	1.53			1.26	82.05
TLC-SB	[L]	3.93			3.40	86.31
RV%TLC-SB	[%]	37.27			37.09	99.50
FRC%TLC-SB	[%]	58.30			55.48	95.18
DLCO SB	[mmol/min/kPa]	5.43			4.92	90.62
DLCO/VA	[mmol/min/kPa/L]	1.49			1.49	100.40

■ **MEFV 曲线特点**：呼气起始无犹豫，呼气相降支曲线光滑，外推容积＜0.15 L，肺功能质控合格。

■ **肺功能测定结果**：FEV_1/FVC 正常，VC、FVC、FEV_1、PEF、FEF_{25}、FEF_{50}、RV、TLC、RV/TLC、D_LCO 均基本正常，FEF_{75} 下降。

■ **肺功能诊断**：肺功能基本正常。

■ **解析**：从 MEFV 曲线和肺功能数据，较容易判断此报告为肺功能基本正常，手术可考虑（手术风险评估详见例 23）。本例和例 18、例 19 为同一个受试者，可以对比学习，肺功能检查规范化操作的重要性，检查过程中可以根据 MEFV 曲线图形准确判断受试者出现的问题，引导其改正或避免，知其然知其所以然。

补充：肺弥散功能检查有许多不同的方法，包括一口气呼吸法、一氧化碳摄取法、恒定状态法、重复呼吸法及内呼吸法。目前应用最多的是一口气呼吸法（ERS/ATS 指南和肺功能全球正常值测定中均使用一口气呼吸法），检查方法如下：受试者夹上鼻夹，口含咬嘴后平静呼吸 4～5 个潮气量，待潮气基线平稳后，指导其呼气完全至残气位，令受试者快速均匀吸气至肺总量位，建议 2 秒内完成吸气，气道阻塞应在 4 秒内完成吸气，接着屏气 10 秒，最后均匀持续中速呼气完全至残气位，建议 2～4 秒内完成呼气。

例 ⑱

女，52 岁，身高 151 cm，体重 45 kg，肺占位性病变拟行手术治疗，术前评估。

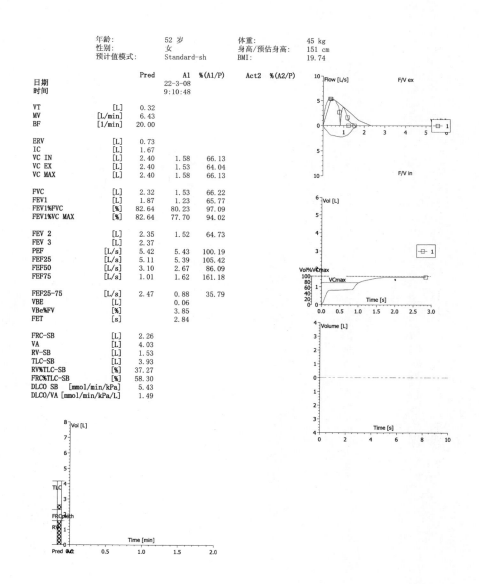

年龄:	52 岁	体重:	45 kg
性别:	女	身高/预估身高:	151 cm
预计值模式:	Standard-sh	BMI:	19.74

日期 时间		Pred	A1 22-3-08 9:10:48	%(A1/P)	Act2	%(A2/P)
VT	[L]	0.32				
MV	[L/min]	6.43				
BF	[1/min]	20.00				
ERV	[L]	0.73				
IC	[L]	1.67				
VC IN	[L]	2.40	1.58	66.13		
VC EX	[L]	2.40	1.53	64.04		
VC MAX	[L]	2.40	1.58	66.13		
FVC	[L]	2.32	1.53	66.22		
FEV1	[L]	1.87	1.23	65.77		
FEV1%FVC	[%]	82.64	80.23	97.09		
FEV1%VC MAX	[%]	82.64	77.70	94.02		
FEV 2	[L]	2.35	1.52	64.73		
FEV 3	[L]	2.37				
PEF	[L/s]	5.42	5.43	100.19		
FEF25	[L/s]	5.11	5.39	105.42		
FEF50	[L/s]	3.10	2.67	86.09		
FEF75	[L/s]	1.01	1.62	161.18		
FEF25-75	[L/s]	2.47	0.88	35.79		
VBE	[L]		0.06			
VBe%FV	[%]		3.85			
FET	[s]		2.84			
FRC-SB	[L]	2.26				
VA	[L]	4.03				
RV-SB	[L]	1.53				
TLC-SB	[L]	3.93				
RV%TLC-SB	[%]	37.27				
FRC%TLC-SB	[%]	58.30				
DLCO SB	[mmol/min/kPa]	5.43				
DLCO/VA	[mmol/min/kPa/L]	1.49				

■ **解析：**本例属于不可接受测试，存在的问题是呼气第一秒内舌头阻塞咬口、呼气中断、吸气未吸足，受试者在呼气过程中呼气流速突然下降，会导致受试者的一秒量和 FVC 降低，不符合质控要求（参见配合较佳例 17）。

例⑲

女,52 岁,身高 151 cm,体重 45 kg,肺占位性病变拟行手术治疗,术前评估。

年龄:	52 岁	体重:	45 kg
性别:	女	身高/预估身高:	151 cm
预计值模式:	Standard-sh	BMI:	19.74

		Pred	A1 22-3-08 9:10:48	%(A1/P)	Act2	%(A2/P)
日期 时间						
VT	[L]	0.32				
MV	[L/min]	6.43				
BF	[1/min]	20.00				
ERV	[L]	0.73				
IC	[L]	1.67				
VC IN	[L]	2.40	1.61	67.09		
VC EX	[L]	2.40	1.92	80.24		
VC MAX	[L]	2.40	1.92	80.24		
FVC	[L]	2.32	1.92	82.97		
FEV1	[L]	1.87	1.69	90.12		
FEV1%FVC	[%]	82.64	87.74	106.18		
FEV1%VC MAX	[%]	82.64	87.74	106.18		
FEV 2	[L]	2.35	1.92	81.61		
FEV 3	[L]	2.37				
PEF	[L/s]	5.42	5.27	97.18		
FEF25	[L/s]	5.11	5.07	99.23		
FEF50	[L/s]	3.10	2.94	94.73		
FEF75	[L/s]	1.01	0.62	61.64		
FEF25-75	[L/s]	2.47	2.30	93.34		
VBE	[L]		0.07			
VBe%FV	[%]		3.41			
FET	[s]		2.25			
FRC-SB	[L]	2.26				
VA	[L]	4.03				
RV-SB	[L]	1.53				
TLC-SB	[L]	3.93				
RV%TLC-SB	[%]	37.27				
FRC%TLC-SB	[%]	58.30				
DLCO SB	[mmol/min/kPa]	5.43				
DLCO/VA	[mmol/min/kPa/L]	1.49				

■ **解析**：本例属于不可接受测试，解读肺功能报告时，首先观察曲线图形是否符合质量控制。通过观察流量-容积曲线发现，呼气相降支曲线不光滑，呼气过程中流量迅速降为零后又缓慢呼气；通过观察 V-T 曲线发现，呼气时间不足 6 秒且呼气相平台未达到 1 秒，不满足用力呼气结束标准。存在的问题是吸气不足和呼气过程中出现咳嗽，且咳嗽出现在受试者用力呼气的第一秒内，不符合质控要求（参见配合较佳例 17）。

例⑳

男，62 岁，身高 174 cm，体重 62 kg，肺结节拟行手术治疗，术前评估。

		年龄：	62 岁		体重：	62 kg	
		性别：	男		身高/预估身高：	174 cm	
		预计值模式：	Standard-sh		BMI：	20.48	
			Pred	A1 %(A1/P)	Act2 %(A2/P)		
日期			22-3-09		22-3-09		
时间			15:05:15		15:05:4		
VT	[L]	0.44			1.27	287.68	
MV	[L/min]	8.86			39.52	446.18	
BF	[1/min]	20.00			31.02	155.10	
ERV	[L]	1.39			1.31	94.34	
IC	[L]	2.71			1.61	59.63	
VC IN	[L]	4.17	2.66	63.79	2.80	67.20	
VC EX	[L]	4.17	3.18	76.19	2.92	70.15	
VC MAX	[L]	4.17	3.18	76.19	2.92	70.15	
FVC	[L]	3.99	3.18	79.54			
FEV 1	[L]	3.22	2.99	92.72			
FEV1%FVC	[%]	78.59	94.07	119.70			
FEV1%VC MAX	[%]	78.59	94.07	119.70			
FEV 2	[L]	3.61					
FEV 3	[L]	3.48					
PEF	[L/s]	9.42	8.96	95.14			
FEF25	[L/s]	8.11	8.96	110.46			
FEF50	[L/s]	4.55	6.29	138.10			
FEF75	[L/s]	1.51	2.20	145.46			
FEF25-75	[L/s]	3.64	4.32	118.52			
BEV	[L]		0.14				
BEV%FVC	[%]		4.54				
FET	[s]		1.72				
FRC-SB	[L]	3.78			4.29	113.50	
RV-SB	[L]	2.28			2.98	130.71	
TLC-SB	[L]	6.47			5.41	83.63	
RV%TLC-SB	[%]	36.31			54.98	151.40	
FRC%TLC-SB	[%]	51.88			79.16	152.59	
DLCO SB	[mmol/min/kPa]	7.61			2.58	33.93	
DLCO/VA	[mmol/min/kPa/L]	1.30			0.49	37.57	

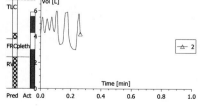

■ **解析**：本例属于不可接受测试，受试者耳聋，理解力差，配合欠佳。检测过程中尝试很多次，均未达到质控要求，这是配合相对最好的一个图形，此报告中存在吸气不足，呼气过程中出现咳嗽、呼气中断问题，且咳嗽出现在受试者用力呼气的第一秒内，不符合质控要求。需要说明的是，肺功能检查质控不合格不等于肺功能检查结果无用，肺功能检查受理解与配合能力、临床症状、病情严重程度等因素影响。个别受试者虽然检查动作不符合质控，但结果仍有助于指导临床诊疗。如术前评估时呼气爆发力好，但呼气末咳嗽或时间不达标，且结果在正常范围，尽管质控不合格，仍可有效评估手术麻醉风险（手术风险评估详见例23）。受试者在配合欠佳情况下，尽管呼气中断、呼气末咳嗽，但呼气爆发力好，FVC、FEV_1、FEV_1/FVC 在正常范围，推测其肺通气功能应该是基本正常的，对临床有一定的价值。

第三章
限制性通气功能障碍

例 21

男,52 岁,身高 168 cm,体重 51 kg,确诊间质性肺炎 3 年余。

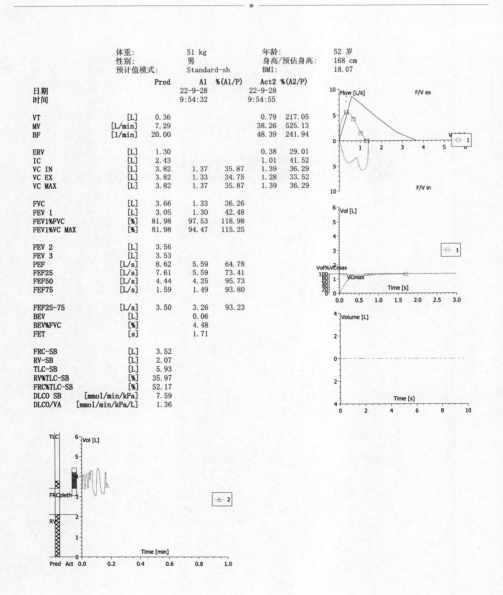

		Pred	A1	%(A1/P)	Act2	%(A2/P)
体重:		51 kg				
性别:		男				
预计值模式:		Standard-sh				
年龄:		52 岁				
身高/预估身高:		168 cm				
BMI:		18.07				
日期			22-9-28		22-9-28	
时间			9:54:32		9:54:55	
VT	[L]	0.36			0.79	217.05
MV	[L/min]	7.29			38.26	525.13
BF	[1/min]	20.00			48.39	241.94
ERV	[L]	1.30			0.38	29.01
IC	[L]	2.43			1.01	41.52
VC IN	[L]	3.82	1.37	35.87	1.39	36.29
VC EX	[L]	3.82	1.33	34.75	1.28	33.52
VC MAX	[L]	3.82	1.37	35.87	1.39	36.29
FVC	[L]	3.66	1.33	36.26		
FEV 1	[L]	3.05	1.30	42.48		
FEV1%FVC	[%]	81.98	97.53	118.98		
FEV1%VC MAX	[%]	81.98	94.47	115.25		
FEV 2	[L]	3.56				
FEV 3	[L]	3.53				
PEF	[L/s]	8.62	5.59	64.78		
FEF25	[L/s]	7.61	5.59	73.41		
FEF50	[L/s]	4.44	4.25	95.73		
FEF75	[L/s]	1.59	1.49	93.80		
FEF25-75	[L/s]	3.50	3.26	93.23		
BEV	[L]		0.06			
BEV%FVC	[%]		4.48			
FET	[s]		1.71			
FRC-SB	[L]	3.52				
RV-SB	[L]	2.07				
TLC-SB	[L]	5.93				
RV%TLC-SB	[%]	35.97				
FRC%TLC-SB	[%]	52.17				
DLCO SB	[mmol/min/kPa]	7.59				
DLCO/VA	[mmol/min/kPa/L]	1.36				

■ **MEFV 曲线特点**：横轴缩窄，曲线呈狭长形；V-T 曲线纵轴下降，呼气平台提前出现，外推容积 <0.15 L，肺功能质控合格。

■ **肺功能测定结果**：VC、FVC、FEV_1、PEF、FEF_{25} 均下降，FEV_1/FVC 正常，FEF_{50}、FEF_{75} 均基本正常。

■ **肺功能诊断**：重度限制性通气功能障碍。

■ **解析**：限制性通气功能障碍是肺的扩张和（或）回缩受限引起的通气功能障碍。限制性通气功能障碍的基本特点是 VC(FVC) 和 TLC 降低，FEV_1/FVC 正常或升高；TLC、RV、FRC 下降是重要的辅助诊断指标，RV/TLC 可正常、下降或升高。

其中，肺活量（VC）是判定限制性通气功能障碍非常重要的指标。除外生理因素的影响，影响肺活量的病理因素常见疾病可分为五类：① 肺外疾病：神经-肌肉疾病导致呼气肌无力、呼气肌疲劳、胸廓和横膈疾病等，导致 VC 减少。② 肺内孤立性病变：肺内巨大肿块或大疱、肺内弥漫性肺囊肿等导致 VC 减少和限制性通气功能障碍。③ 肺实质病变：包括肺泡、肺泡毛细血管膜、肺间质病变等。④ 肺部分切除术：若切除范围不大，通过正常肺组织的代偿，VC 可无明显改变；若切除范围较大，正常组织不能代偿时，则出现 VC 下降和限制性通气功能障碍。⑤ 呼吸道阻塞或陷闭：各部位气道阻塞或陷闭都会导致阻塞性通气功能障碍，一般对 VC 的影响不大；但严重阻塞时，肺组织回缩严重受限，出现 VC 下降。

需要注意的是，限制性通气功能障碍时低容积的流量下降（FEF_{50}、FEF_{75}、$FEF_{25\sim75}$）是单纯肺容积降低所致，不能诊断为小气道功能障碍。

例 ㉒

女,30 岁,身高 157 cm,体重 115 kg,肥胖拟行胃减容术,术前评估。

		年龄:	30 岁		体重:	115 kg
		性别:	女		身高/预估身高:	157 cm
		预计值模式:	Standard-sh		BMI:	46.66

		Pred	A1	%(A1/P)	Act2	%(A2/P)
日期			22/7/12		22/7/12	
时间			8:45:47		8:46:23	
VT	[L]	0.82			0.84	102.39
MV	[L/min]	16.43			21.17	128.84
BF	[1/min]	20.00			25.16	125.82
ERV	[L]	1.02			0.80	78.03
IC	[L]	3.45			2.08	60.18
VC IN	[L]	3.95	2.47	62.58	2.65	67.04
VC EX	[L]	3.95	2.86	72.54	2.88	72.85
VC MAX	[L]	3.95	2.86	72.54	2.88	72.85
FVC	[L]	4.05	2.86	70.63		
FEV 1	[L]	3.18	2.51	78.92		
FEV 1 % FVC	[%]	79.74	87.69	109.98		
FEV 1 % VC MAX	[%]	79.74	87.69	109.98		
FEV 2	[L]	3.06	2.75	89.82		
FEV 3	[L]	3.88	2.82	72.63		
PEF	[L/s]	7.69	6.43	83.57		
FEF25	[L/s]	5.61	6.29	112.16		
FEF50	[L/s]	3.89	3.77	96.94		
FEF75	[L/s]	1.82	1.45	79.69		
FEF25-75	[L/s]	3.31	3.16	95.59		
VBE	[L]		0.08			
VBE%FVC	[%]		2.85			
FET	[s]		3.98			
FRC-SB	[L]	0.88			1.93	219.46
VA	[L]	4.42			3.45	78.06
RV-SB	[L]	0.65			1.13	173.02
TLC-SB	[L]	4.28			3.70	86.53
RV%TLC-SB	[%]	16.19			30.55	188.76
FRC%TLC-SB	[%]	55.70			52.04	93.43
DLCO SB	[mmol/min/kPa]	8.61			6.80	78.96
DLCO/VA	[mmol/min/kPa/L]	2.20			1.97	89.43

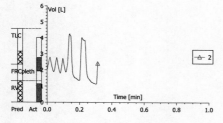

■ **MEFV 曲线特点**：横轴缩窄，曲线呈狭长形，呼气平台提前出现，外推容积<0.15 L，肺功能质控合格。

■ **肺功能测定结果**：VC、FVC、FEV_1、D_LCO 均下降，FEV_1/FVC、FEF_{25} 均正常，PEF、FEF_{50}、FEF_{75} 均基本正常。

■ **肺功能诊断**：轻度限制性通气功能障碍；一氧化碳弥散量轻度降低。

■ **解析**：解读肺功能报告时，首先观察患者的基本信息（年龄、性别、身高、体重、人种、营养情况等生理因素），患者身高 157 cm，体重 115 kg，BMI 46.66 kg/m^2，属于过度肥胖，容易限制肺的扩张，有限制因素，实际患者的肺功能报告是限制性通气功能障碍，与临床相符。

患者 VC、FVC 下降，而 TLC 正常，当间接测定法（RV、FRC、TLC）与直接测定法（FVC、VC 等）冲突时，直接测定法影响因素少，结果更准确，这里的 TLC 是不可靠结果。

另外，TLC 下降是诊断限制性通气功能障碍的敏感指标，但 TLC 测定的影响因素较多；在限制性疾病中，VC（FVC）与 TLC 变化有较好的一致性，且测定简单，稳定性、重复性好，故常选择 VC（或 FVC）<80％作为单纯限制性通气功能障碍的诊断标准。患者 FEV_1％为 78.92％，可行预期手术，结合临床判断（手术风险评估详见例 23 解析），围手术期需要预防肺部感染，加强呼吸道管理。

例㉓

男，55 岁，身高 173 cm，体重 76 kg，肺恶性肿瘤，拟行手术治疗，术前评估。

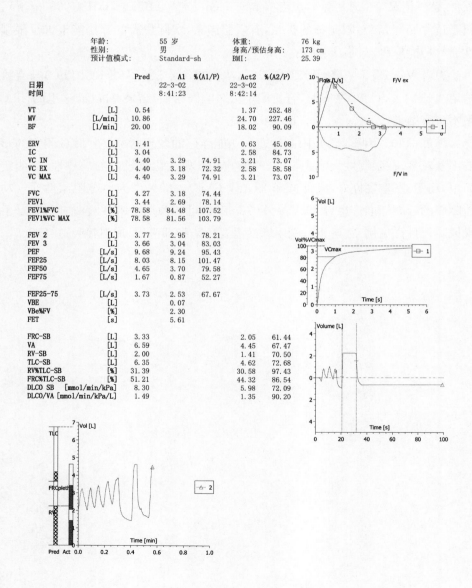

年龄:		55 岁			体重:		76 kg
性别:		男			身高/预估身高:		173 cm
预计值模式:		Standard-sh			BMI:		25.39

		Pred	A1	%(A1/P)	Act2	%(A2/P)
日期			22-3-02		22-3-02	
时间			8:41:23		8:42:14	
VT	[L]	0.54			1.37	252.48
MV	[L/min]	10.86			24.70	227.46
BF	[1/min]	20.00			18.02	90.09
ERV	[L]	1.41			0.63	45.08
IC	[L]	3.04			2.58	84.73
VC IN	[L]	4.40	3.29	74.91	3.21	73.07
VC EX	[L]	4.40	3.18	72.32	2.58	58.58
VC MAX	[L]	4.40	3.29	74.91	3.21	73.07
FVC	[L]	4.27	3.18	74.44		
FEV1	[L]	3.44	2.69	78.14		
FEV1%FVC	[%]	78.58	84.48	107.52		
FEV1%VC MAX	[%]	78.58	81.56	103.79		
FEV 2	[L]	3.77	2.95	78.21		
FEV 3	[L]	3.66	3.04	83.03		
PEF	[L/s]	9.68	9.24	95.43		
FEF25	[L/s]	8.03	8.15	101.47		
FEF50	[L/s]	4.65	3.70	79.58		
FEF75	[L/s]	1.67	0.87	52.27		
FEF25-75	[L/s]	3.73	2.53	67.67		
VBE	[L]		0.07			
VBe%FV	[%]		2.30			
FET	[s]		5.61			
FRC-SB	[L]	3.33			2.05	61.44
VA	[L]	6.59			4.45	67.47
RV-SB	[L]	2.00			1.41	70.50
TLC-SB	[L]	6.35			4.62	72.68
RV%TLC-SB	[%]	31.39			30.58	97.43
FRC%TLC-SB	[%]	51.21			44.32	86.54
DLCO SB	[mmol/min/kPa]	8.30			5.98	72.09
DLCO/VA	[mmol/min/kPa/L]	1.49			1.35	90.20

■ **MEFV 曲线特点**：横轴缩窄，曲线呈狭长形，外推容积＜5％FVC，肺功能质控合格。

■ **肺功能测定结果**：VC、FVC、FEV_1、FEF_{50}、FEF_{75}、RV、TLC、D_LCO 下降，FEV_1/FVC、FEF_{25}正常，PEF、FEF_{50}、RV/TLC 基本正常。

■ **肺功能诊断**：轻度限制性通气功能障碍；一氧化碳弥散量轻度降低。

■ **解析**：VC、FVC 和 TLC 降低，FEV_1占预计值 78.11％，FEV_1/FVC 正常，故肺功能诊断为轻度限制性通气功能障碍，一氧化碳弥散量轻度降低。患者需要行腹部手术，结合临床，综合判断手术风险，应加强呼吸道管理，预防肺部感染。

近年来，随着手术适应证的不断扩大，肺功能检查在外科手术中的应用越来越受到重视。肺功能检查是评估外科，特别是心胸外科和腹部手术适应证及围手术期维护措施选择的重要方法。手术对肺功能的影响可有以下不同情况：① 手术后肺功能永久性减退，如手术对胸廓的直接损伤、肺部分切除术。② 手术后肺功能暂时性减退，影响因素有药物（麻醉剂、镇痛剂）、呼吸运动、咳嗽反射等产生的抑制作用、术后胸腹部固定带等因素，一般在术后 24 小时内最明显，72 小时后明显改善，1～2 周恢复。③ 手术后肺功能改善，见于无功能/低功能部位的病灶切除，肺内局限性感染或毁损病灶的切除。术前评估肺功能具有重要意义，主要评价指标是 FEV_1、预测术后 FEV_1（PPO－FEV_1）、D_LCO、PPO－D_LCO、最大摄氧量（VO_{2max}）。其中，术前 FEV_1 是使用支气管舒张剂后所测得的值。FEV_1＞2.0 L，可行全肺切除，＞1.5 L 可行肺叶切除。FEV_1受到性别、年龄、身高、体重等因素影响，个体差异较大，而 FEV_1占预计值百分比（FEV_1％）较好地解决了个体差异。由于种种原因，不常规计算 PPO－FEV_1 和 PPO－D_LCO，很多医院不常规开展诸如登楼试验等运动功能试验，不开展心肺运动试验（CPET），多数情况下以术前 FEV_1％和 D_LCO％评估手术风险。

对于拟行肺部手术的患者，目前国际指南均推荐同时使用 FEV_1 和 D_LCO 进行评估，并同时计算 PPO－FEV_1 和 PPO－D_LCO。欧洲呼吸学会/欧洲胸外科医师学会（ERS/ESTS）指南的初筛标准采用术前 FEV_1 和 D_LCO，如均大于80％预计值，则不需要进一步进行评估，可行预期手术；而美国胸科医师学会（ACCP）指南在初筛时，要求根据切除范围进行 PPO－FEV_1 和 PPO－D_LCO 的计算和评估，如均大于 60％预计值，则不需要进一步评估，可行包括全肺在内的手术治疗 PPO－FEV_1 和 PPO－D_LCO 的计算需要明确有效肺段数量及需要切除的有效肺段数量。无论是肺叶、肺段、联合肺段（亚段）、联合肺叶切除手术都可根据指南提供的计算方式，通过对 PPO - FEV_1 和 PPO - D_LCO 的计算来评估患者肺功能情况。

推荐：对于所有可能接受根治性手术的患者，推荐检测患者的 FEV_1 和 D_LCO，并且根据患者手术切除范围，对患者的 PPO - FEV_1 和 PPO - D_LCO 进行进一步的计算和评估。

对于所有可能接受根治性手术的患者，如根据患者手术切除范围，患者的 PPO - FEV_1 和 PPO - D_LCO 均大于 60% 预测值，则无须进一步评估，可就计划进行手术切除治疗。

患者的 PPO - FEV_1 和 PPO - D_LCO 中有任一小于 60% 预测值，且两者均大于 30% 预测值，则推荐采用低科技运动功能试验（包括爬楼试验、往返步行试验等）。

患者的 PPO - FEV_1 和 PPO - D_LCO 中有任一小于 30% 预测值，则推荐进行心肺运动功能试验对患者进行评估，检测患者 VO_{2max}。

总体肺功能状态、全身状况、运动能力是判断手术可行性和预测术后并发症的最全面的依据。术后肺功能受到多种因素的影响，应结合患者特点、病因，术式等评估手术风险，并加以针对性预防。

例㉔

男，61 岁，身高 176 cm，体重 54 kg，抽烟 5 包年，因咳嗽于呼吸科就诊。

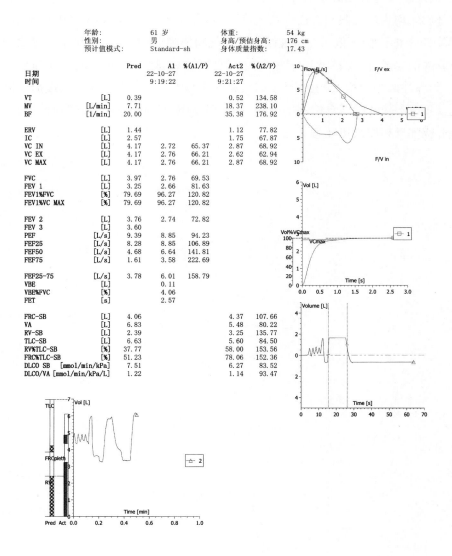

				年龄：	61 岁		体重：	54 kg
				性别：	男		身高/预估身高：	176 cm
				预计值模式：	Standard-sh		身体质量指数：	17.43

		Pred	A1 22-10-27 9:19:22	%(A1/P)	Act2 22-10-27 9:21:27	%(A2/P)
日期						
时间						
VT	[L]	0.39			0.52	134.58
MV	[L/min]	7.71			18.37	238.10
BF	[1/min]	20.00			35.38	176.92
ERV	[L]	1.44			1.12	77.82
IC	[L]	2.57			1.75	67.87
VC IN	[L]	4.17	2.72	65.37	2.87	68.92
VC EX	[L]	4.17	2.76	66.21	2.62	62.94
VC MAX	[L]	4.17	2.76	66.21	2.87	68.92
FVC	[L]	3.97	2.76	69.53		
FEV 1	[L]	3.25	2.66	81.63		
FEV1%FVC	[%]	79.69	96.27	120.82		
FEV1%VC MAX	[%]	79.69	96.27	120.82		
FEV 2	[L]	3.76	2.74	72.82		
FEV 3	[L]	3.60				
PEF	[L/s]	9.39	8.85	94.23		
FEF25	[L/s]	8.28	8.85	106.89		
FEF50	[L/s]	4.68	6.64	141.81		
FEF75	[L/s]	1.61	3.58	222.69		
FEF25-75	[L/s]	3.78	6.01	158.79		
VBE	[L]		0.11			
VBE%FVC	[%]		4.06			
FET	[s]		2.57			
FRC-SB	[L]	4.06			4.37	107.66
VA	[L]	6.83			5.48	80.22
RV-SB	[L]	2.39			3.25	135.77
TLC-SB	[L]	6.63			5.60	84.50
RV%TLC-SB	[%]	37.77			58.00	153.56
FRC%TLC-SB	[%]	51.23			78.06	152.36
DLCO SB	[mmol/min/kPa]	7.51			6.27	83.52
DLCO/VA	[mmol/min/kPa/L]	1.22			1.14	93.47

■ **MEFV 曲线特点**：横轴缩窄，曲线呈狭长形，外推容积<0.15 L，肺功能质控合格。

■ **肺功能测定结果**：VC、FVC 均下降，FEV_1、PEF、D_LCO 基本正常，FEV_1/FVC、FEF_{25}、FEF_{50}、FEF_{75} 均正常。

■ **肺功能诊断**：轻度限制性通气功能障碍；一氧化碳弥散量正常。

■ **解析**：受试者 VC、FVC 下降，FEV_1/FVC 正常，结合 MEFV 曲线，横轴缩窄，呈狭长形，可以判断为限制性通气功能障碍（TLC 未下降，属于间接测定参数，测定结果与直接测定数据相互矛盾，应选择性删除，详见例 22）。此例和例 22、例 23 均为轻度限制性通气功能障碍，不同的是 $FEV_1\%$ 预计值在 80% 以上，FVC 下降的比例更低。在单纯限制性通气功能障碍中，肺容积和流量等比例缩小或提前完成，此受试者属于呼气时间明显缩短，呼气提前完成。因肺容积缩小，肺弹性回缩力增大（主要见于肺实质病变），呼气时间明显缩短或提前完成呼气，FEV_1 下降的幅度自然偏小一些，与正常 MEFV 曲线相比，该类曲线的形态相似或呼气相曲线更陡直。

例㉕

女，48 岁，身高 168 cm，体重 89 kg，因膈肌麻痹于呼吸科就诊。

		体重：		89 kg		年龄：		48 岁
		性别：		女		身高/预估身高：		168 cm
		预计值模式：		Standard-sh		BMI：		31.53
		Pred	A1	%(A1/P)		Act2	%(A2/P)	
日期			22-7-25			22-7-25		
时间			9:56:53			9:57:35		
VT	[L]	0.64				0.77	121.20	
MV	[L/min]	12.71				16.28	128.03	
BF	[1/min]	20.00				21.13	105.63	
ERV	[L]	1.18				0.72	60.93	
IC	[L]	2.95				1.84	62.22	
VC IN	[L]	3.93	2.53	64.46		2.50	63.74	
VC EX	[L]	3.93	2.49	63.46		2.56	65.20	
VC MAX	[L]	3.93	2.53	64.46		2.56	65.20	
FVC	[L]	3.90	2.49	63.95				
FEV 1	[L]	3.08	1.95	63.42				
FEV1%FVC	[%]	78.67	78.40	99.66				
FEV1%VC MAX	[%]	78.67	77.20	98.12				
FEV 2	[L]	3.01	2.21	73.61				
FEV 3	[L]	3.43	2.32	67.74				
PEF	[L/s]	8.00	5.94	74.33				
FEF25	[L/s]	6.53	4.73	72.36				
FEF50	[L/s]	4.12	2.23	54.30				
FEF75	[L/s]	1.70	0.50	29.76				
FEF25-75	[L/s]	3.58	1.55	43.37				
BEV	[L]		0.05					
BEV%FVC	[%]		1.93					
FET	[s]		7.23					
FRC-SB	[L]	2.34				2.27	97.20	
RV-SB	[L]	1.48				1.55	104.91	
TLC-SB	[L]	5.27				4.00	75.94	
RV%TLC-SB	[%]	26.68				38.82	145.49	
FRC%TLC-SB	[%]	53.06				56.83	107.10	
DLCO SB	[mmol/min/kPa]	7.39				6.18	83.66	
DLCO/VA	[mmol/min/kPa/L]	1.71				1.62	94.76	

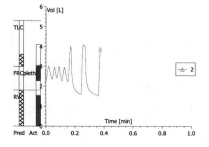

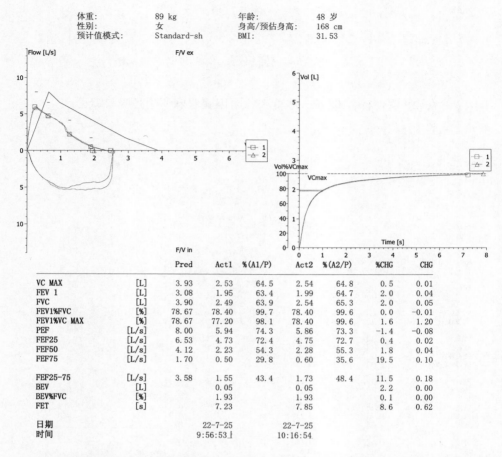

体重:	89 kg	年龄:	48 岁
性别:	女	身高/预估身高:	168 cm
预计值模式:	Standard-sh	BMI:	31.53

		Pred	Act1	%(A1/P)	Act2	%(A2/P)	%CHG	CHG
VC MAX	[L]	3.93	2.53	64.5	2.54	64.8	0.5	0.01
FEV 1	[L]	3.08	1.95	63.4	1.99	64.7	2.0	0.04
FVC	[L]	3.90	2.49	63.9	2.54	65.3	2.0	0.05
FEV1%FVC	[%]	78.67	78.40	99.7	78.40	99.6	0.0	-0.01
FEV1%VC MAX	[%]	78.67	77.20	98.1	78.40	99.6	1.6	1.20
PEF	[L/s]	8.00	5.94	74.3	5.86	73.3	-1.4	-0.08
FEF25	[L/s]	6.53	4.73	72.4	4.75	72.7	0.4	0.02
FEF50	[L/s]	4.12	2.23	54.3	2.28	55.3	1.8	0.04
FEF75	[L/s]	1.70	0.50	29.8	0.60	35.6	19.5	0.10
FEF25-75	[L/s]	3.58	1.55	43.4	1.73	48.4	11.5	0.18
BEV	[L]		0.05		0.05		2.2	0.00
BEV%FVC	[%]		1.93		1.93		0.1	0.00
FET	[s]		7.23		7.85		8.6	0.62
日期			22-7-25		22-7-25			
时间			9:56:53上		10:16:54			

■ **MEFV 曲线特点**：横轴缩窄，曲线近狭长缩小，外推容积<0.15 L，肺功能质控合格。

■ **肺功能测定结果**：VC、FVC、FEV_1、PEF、FEF_{25}、FEF_{50}、FEF_{75}、TLC 下降，FEV_1/FVC、RV、D_LCO 基本正常，RV/TLC 升高；支气管舒张试验阴性。

■ **肺功能诊断**：中度限制性通气功能障碍；一氧化碳弥散量正常；支气管舒张试验阴性。

■ **解析**：患者 VC、FVC、TLC 下降，FEV_1/FVC 正常，即可诊断为限制性通气功能障碍。从患者的基本信息可知，BMI 是 31.53 kg/m^2，属于肥胖，有限制的因素；从患者的申请单可知临床诊断是膈肌麻痹，胸部 CT 显示：右侧膈肌升高，右中下肺膨胀不全。考虑患者的限制因素主要由这两点引起，肺功能诊断为中度限制性通气功能障碍，一氧化碳弥散量正常，支气管舒张试验阴性，与临床相符。

　　需要注意的是,肺功能报告不能诊断任何疾病,因为不同的疾病可以有相似的肺功能结果。对于肺功能检查技术员来说,需要规范化肺功能检查,指导患者完成合格的肺功能测试;对于临床医生而言,异常的肺功能报告可以指导临床医生对疾病的诊疗。

例㉖

男，48 岁，身高 172 cm，体重 88 kg，哮喘定期随访。

体重:	88 kg	年龄:	48 岁
性别:	男	身高/预估身高:	172 cm
预计值模式:	Standard-sh	BMI:	29.75

		Pred	A1	%(A1/P)	Act2	%(A2/P)
日期			15-2-05		15-2-05	
时间			10:57:27		10:58:1	
VT	[L]	0.63			1.87	297.13
MV	[L/min]	12.57			28.13	223.73
BF	[1/min]	20.00			15.06	75.30
ERV	[L]	1.42			0.47	33.25
IC	[L]	3.34			2.70	80.79
VC IN	[L]	4.60	2.96	64.42	3.17	68.93
VC EX	[L]	4.60	3.15	68.54	3.10	67.38
VC MAX	[L]	4.60	3.15	68.54	3.17	68.93
FVC	[L]	4.52	3.15	69.74		
FEV 1	[L]	3.64	2.67	73.36		
FEV1%FVC	[%]	78.78	84.64	107.44		
FEV1%VC MAX	[%]	78.78	84.64	107.44		
FEV 2	[L]	3.93	3.00	76.29		
FEV 3	[L]	3.82	3.11	81.36		
PEF	[L/s]	9.89	7.20	72.78		
FEF25	[L/s]	7.94	6.87	86.48		
FEF50	[L/s]	4.74	3.59	75.70		
FEF75	[L/s]	1.83	1.19	64.66		
FEF25-75	[L/s]	3.83	2.83	73.86		
BEV	[L]		0.09			
BEV%FVC	[%]		2.88			
FET	[s]		5.80			
FRC-SB	[L]	2.93			2.25	76.82
RV-SB	[L]	1.75			1.77	101.52
TLC-SB	[L]	6.23			4.49	72.16
RV%TLC-SB	[%]	26.90			39.48	146.75
FRC%TLC-SB	[%]	50.53			50.02	98.98
DLCO SB	[mmol/min/kPa]	8.94			7.31	81.77
DLCO/VA	[mmol/min/kPa/L]	1.66			1.70	102.16

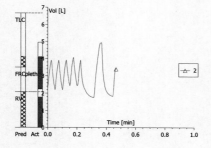

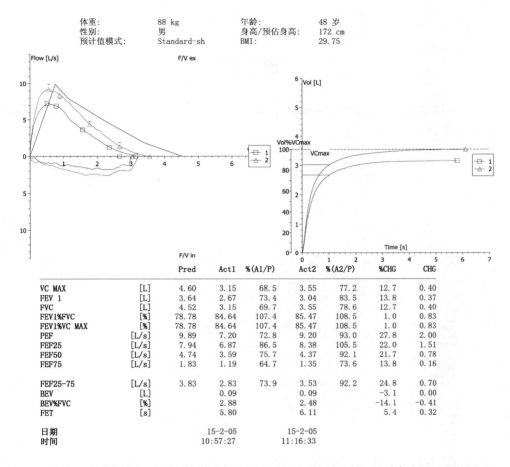

体重：	88 kg	年龄：	48 岁
性别：	男	身高/预估身高：	172 cm
预计值模式：	Standard-sh	BMI：	29.75

		Pred	Act1	%(A1/P)	Act2	%(A2/P)	%CHG	CHG
VC MAX	[L]	4.60	3.15	68.5	3.55	77.2	12.7	0.40
FEV 1	[L]	3.64	2.67	73.4	3.04	83.5	13.8	0.37
FVC	[L]	4.52	3.15	69.7	3.55	78.6	12.7	0.40
FEV1%FVC	[%]	78.78	84.64	107.4	85.47	108.5	1.0	0.83
FEV1%VC MAX	[%]	78.78	84.64	107.4	85.47	108.5	1.0	0.83
PEF	[L/s]	9.89	7.20	72.8	9.20	93.0	27.8	2.00
FEF25	[L/s]	7.94	6.87	86.5	8.38	105.5	22.0	1.51
FEF50	[L/s]	4.74	3.59	75.7	4.37	92.1	21.7	0.78
FEF75	[L/s]	1.83	1.19	64.7	1.35	73.6	13.8	0.16
FEF25-75	[L/s]	3.83	2.83	73.9	3.53	92.2	24.8	0.70
BEV	[L]		0.09		0.09		-3.1	0.00
BEV%FVC	[%]		2.88		2.48		-14.1	-0.41
FET	[s]		5.80		6.11		5.4	0.32
日期			15-2-05		15-2-05			
时间			10:57:27		11:16:33			

■ **MEFV 曲线特点**：横轴缩窄，曲线呈狭长形，外推容积<5％FVC，肺功能质控合格。

■ **肺功能测定结果**：VC、FVC、FEV_1、PEF、FEF_{50}、FEF_{75}、TLC 下降，FEV_1/FVC 正常，FEF_{25}、RV、D_LCO 基本正常，RV/TLC 升高；支气管舒张试验阳性。

■ **肺功能诊断**：轻度限制性通气功能障碍；一氧化碳弥散量正常；支气管舒张试验阳性。

■ **解析**：检查过程良好，近 12 小时内未使用支气管舒张剂，存在限制性通气功能障碍，支气管舒张试验阳性。需要注意的是，哮喘患者肺功能不一定都是阻塞性通气功能障碍，肺功能正常、限制性、阻塞性、小气道或混合性都有可能。限制性通气功能障碍和支气管舒张试验阳性并不矛盾，且临床上高度怀疑哮喘的患者不能因为是限制性通气功能障碍而不做支气管舒张试验或激发试验。

例㉗

男,70 岁,身高 166 cm,体重 87 kg,抽烟 15 包年,已戒烟 10 年,食管黏膜不典型增生,哮喘确诊 15 年。

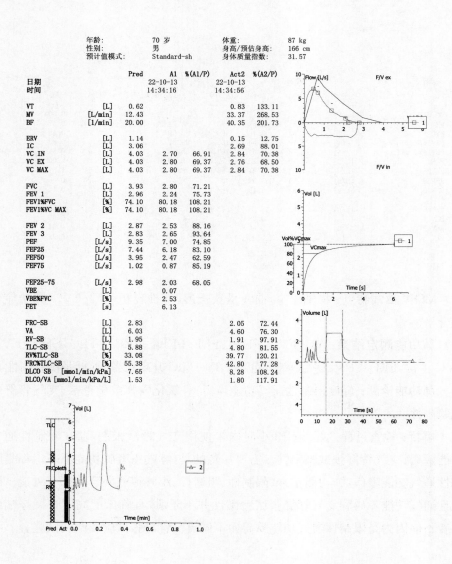

年龄:		70 岁		体重:	87 kg
性别:		男		身高/预估身高:	166 cm
预计值模式:		Standard-sh		身体质量指数:	31.57

		Pred	A1	%(A1/P)	Act2	%(A2/P)
日期			22-10-13		22-10-13	
时间			14:34:16		14:34:56	
VT	[L]	0.62			0.83	133.11
MV	[L/min]	12.43			33.37	268.53
BF	[1/min]	20.00			40.35	201.73
ERV	[L]	1.14			0.15	12.75
IC	[L]	3.06			2.69	88.01
VC IN	[L]	4.03	2.70	66.91	2.84	70.38
VC EX	[L]	4.03	2.80	69.37	2.76	68.50
VC MAX	[L]	4.03	2.80	69.37	2.84	70.38
FVC	[L]	3.93	2.80	71.21		
FEV 1	[L]	2.96	2.24	75.73		
FEV1%FVC	[%]	74.10	80.18	108.21		
FEV1%VC MAX	[%]	74.10	80.18	108.21		
FEV 2	[L]	2.87	2.53	88.16		
FEV 3	[L]	2.83	2.65	93.64		
PEF	[L/s]	9.35	7.00	74.85		
FEF25	[L/s]	7.44	6.18	83.10		
FEF50	[L/s]	3.95	2.47	62.59		
FEF75	[L/s]	1.02	0.87	85.19		
FEF25-75	[L/s]	2.98	2.03	68.05		
VBE	[L]		0.07			
VBE%FVC	[%]		2.53			
FET	[s]		6.13			
FRC-SB	[L]	2.83			2.05	72.44
VA	[L]	6.03			4.60	76.30
RV-SB	[L]	1.95			1.91	97.91
TLC-SB	[L]	5.88			4.80	81.55
RV%TLC-SB	[%]	33.08			39.77	120.21
FRC%TLC-SB	[%]	55.38			42.80	77.28
DLCO SB	[mmol/min/kPa]	7.65			8.28	108.24
DLCO/VA	[mmol/min/kPa/L]	1.53			1.80	117.91

■ **MEFV 曲线特点**：横轴缩窄，曲线呈狭长形，吸气相平台样改变，肺功能质控合格。

■ **肺功能测定结果**：VC、FVC、FEV_1、PEF、FEF_{50} 均下降，FEV_1/FVC、D_LCO 正常，FEF_{25}、FEF_{75} 均基本正常。

■ **肺功能诊断**：轻度限制性通气功能障碍；一氧化碳弥散量正常。

■ **解析**：测试质量良好，患者配合佳，临床诊断为食管不典型增生。放大染色胃镜检查提示为食管黏膜病变，PET‐CT 影像学检查提示食管胸中段恶性肿瘤。结合患者吸烟史，哮喘史，BMI 为 31.57 kg/m² 属于肥胖，而肺功能表现为限制性通气功能障碍（此患者 TLC 未下降，属于间接测定参数，属于不可靠结果，详见例 22）。许多不同的疾病可有相似的肺功能损害，但必须与临床症状、体征、其他实验室检查和影像学资料相结合对疾病进行诊断。肺功能检查在疾病诊治过程中有着独特的作用，结合临床资料综合分析肺功能损害的原因。从例 22 到例 27，这些患者的肺功能损害程度相似，而临床因素又完全不一样，肺功能检查，各种疾病吹出的肺功能图形千变万化，可谓同病异形，同形异病。

例㉘

男,70 岁,身高 166 cm,体重 87 kg,抽烟 15 包年,已戒烟 10 年,食管黏膜不典型增生,哮喘确诊 15 年。

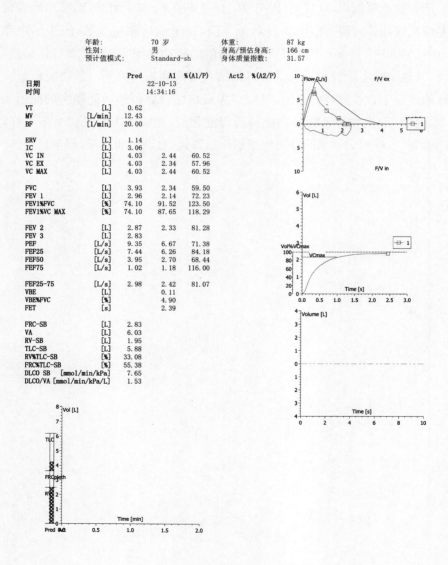

年龄:		70 岁	体重:	87 kg
性别:		男	身高/预估身高:	166 cm
预计值模式:		Standard-sh	身体质量指数:	31.57

日期		Pred	A1 22-10-13	%(A1/P)	Act2	%(A2/P)
时间			14:34:16			
VT	[L]	0.62				
MV	[L/min]	12.43				
BF	[1/min]	20.00				
ERV	[L]	1.14				
IC	[L]	3.06				
VC IN	[L]	4.03	2.44	60.52		
VC EX	[L]	4.03	2.34	57.96		
VC MAX	[L]	4.03	2.44	60.52		
FVC	[L]	3.93	2.34	59.50		
FEV 1	[L]	2.96	2.14	72.23		
FEV1%FVC	[%]	74.10	91.52	123.50		
FEV1%VC MAX	[%]	74.10	87.65	118.29		
FEV 2	[L]	2.87	2.33	81.28		
FEV 3	[L]	2.83				
PEF	[L/s]	9.35	6.67	71.38		
FEF25	[L/s]	7.44	6.26	84.18		
FEF50	[L/s]	3.95	2.70	68.44		
FEF75	[L/s]	1.02	1.18	116.00		
FEF25-75	[L/s]	2.98	2.42	81.07		
VBE	[L]		0.11			
VBE%FVC	[%]		4.90			
FET	[s]		2.39			
FRC-SB	[L]	2.83				
VA	[L]	6.03				
RV-SB	[L]	1.95				
TLC-SB	[L]	5.88				
RV%TLC-SB	[%]	33.08				
FRC%TLC-SB	[%]	55.38				
DLCO SB	[mmol/min/kPa]	7.65				
DLCO/VA	[mmol/min/kPa/L]	1.53				

■ **解析**：本例和例 27 为同一患者，一秒量相差不大，说明呼气时爆发力好，但测试中存在用力吸气未吸足，用力呼气未呼光，不符合质控要求，FVC 明显小于例 27 的 FVC。正确的检查要领是吸气时尽可能深吸、快吸、吸足（至肺总量位），用力呼气时不停顿、不犹豫，吸足后立即用最大爆发力呼气，过程中无中断，无咳嗽，无舌头堵塞咬口，主动发力，尽最大可能完全呼气到极限（至残气位）。肺功能操作时，各测试之间需要验证重复性和准确性，注意肺功能操作时的质量控制。

例㉙

女,53 岁,身高 170 cm,体重 65 kg,慢性间质性肺疾病定期随访。

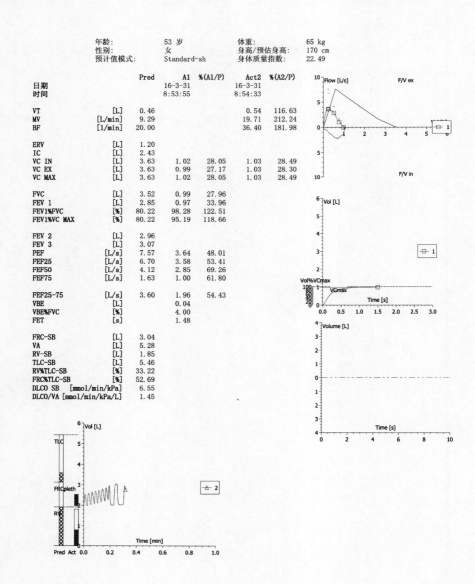

年龄:		53 岁		体重:		65 kg
性别:		女		身高/预估身高:		170 cm
预计值模式:		Standard-sh		身体质量指数:		22.49

		Pred	A1	%(A1/P)	Act2	%(A2/P)
日期			16-3-31		16-3-31	
时间			8:53:55		8:54:33	
VT	[L]	0.46			0.54	116.63
MV	[L/min]	9.29			19.71	212.24
BF	[1/min]	20.00			36.40	181.98
ERV	[L]	1.20				
IC	[L]	2.43				
VC IN	[L]	3.63	1.02	28.05	1.03	28.49
VC EX	[L]	3.63	0.99	27.17	1.03	28.30
VC MAX	[L]	3.63	1.02	28.05	1.03	28.49
FVC	[L]	3.52	0.99	27.96		
FEV 1	[L]	2.85	0.97	33.96		
FEV1%FVC	[%]	80.22	98.28	122.51		
FEV1%VC MAX	[%]	80.22	95.19	118.66		
FEV 2	[L]	2.96				
FEV 3	[L]	3.07				
PEF	[L/s]	7.57	3.64	48.01		
FEF25	[L/s]	6.70	3.58	53.41		
FEF50	[L/s]	4.12	2.85	69.26		
FEF75	[L/s]	1.63	1.00	61.80		
FEF25-75	[L/s]	3.60	1.96	54.43		
VBE	[L]		0.04			
VBE%FVC	[%]		4.00			
FET	[s]		1.48			
FRC-SB	[L]	3.04				
VA	[L]	5.28				
RV-SB	[L]	1.85				
TLC-SB	[L]	5.46				
RV%TLC-SB	[%]	33.22				
FRC%TLC-SB	[%]	52.69				
DLCO SB	[mmol/min/kPa]	6.55				
DLCO/VA	[mmol/min/kPa/L]	1.45				

年龄:	53 岁	体重:	65 kg
性别:	女	身高/预估身高:	170 cm
预计值模式:	Standard-sh	身体质量指数:	22.49

日期		Pred	Act1 16-3-31	%(Act1/Pre	Act2	Act3
DLCOrb	[mmol/min/kPa]	2.40	1.26	52.5		
DLCOc	[mmol/min/kPa]	2.40	0.96	39.8		
DLCO/VA	[mmol/min/kPa/L]	0.82	0.58	70.7		
DLCOc/VA	[mmol/min/kPa/L]	0.82	0.44	53.6		
Alveol. ventil	[l/min]	5.37	11.84	220.7		
VA rb	[l]	2.90	2.17	74.8		
RV-He	[L]	1.85	1.77	95.8		
FRC-He	[L]	3.04	1.99	65.5		
TLC-He	[L]	5.46	2.92	53.4		
RV % TLC-He	[%]	33.22	60.73	182.8		
FRC % TLC-He	[%]	52.69	68.24	129.5		
VC MAX	[L]	3.63	1.03	28.5		

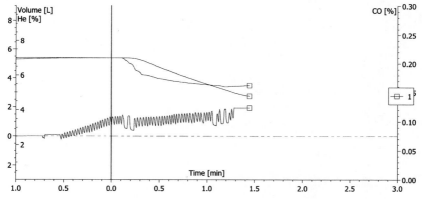

■ **MEFV 曲线特点**：横轴缩窄，曲线呈狭长形，外推容积＜0.15 L，呼气平台提前出现，肺功能质控合格。

■ **肺功能测定结果**：VC、FVC、FEV_1、PEF、FEF_{25}、FEF_{50}、FEF_{75}、TLC、$D_L CO$ 下降，FEV_1/FVC 正常，RV 基本正常，RV/TLC 升高。

■ **肺功能诊断**：极重度限制性通气功能障碍；一氧化碳弥散量中度降低（重复呼吸法）；一氧化碳弥散量重度降低（校正值）。

■ **解析**：患者常规肺功能检查的弥散功能和肺总量指标采用的是重复呼吸法（CO diffusion capacity test-rebreathing method，RB）测定。受试者在自然状态下完成测定，因而更符合受试者的生理特点，可适用于各种情况，对于通气、血流分布及肺容积变化的影响较不敏感，即单次呼吸法不能测定的患者可通过重复呼吸法完成。一口气呼吸法测弥散的禁忌证：① 严重气短、剧烈咳嗽、配合欠佳等不能配合屏气，最大屏气时间低于 7 秒。② 肺活量过小，如<1 L 或呼气死腔量未能完全排空。③ 重度贫血（血红蛋白<30 g/L）。此受试者不满足前两条，故采用的是重复呼吸法测弥散功能。

患者为慢性间质性肺疾病，是导致一氧化碳弥散量下降的典型疾病，D_LCO 和 KCO 下降是诊断慢性肺间质疾病的重要依据，也是评价治疗效果的重要标准。轻症患者也可表现未降低，由于一氧化碳弥散量变异性比较大，需要综合判断。

患者 VC、FVC、TLC 均显著下降，FEV_1/FVC 正常，肺功能诊断为极重度限制性通气功能障碍，一氧化碳弥散量中度降低，校正后的一氧化碳弥散量重度降低，与临床相符。

例 ⑳

女,46 岁,身高 155 cm,体重 69 kg,因胸闷于呼吸科就诊。

		年龄:	46 岁		体重:	69 kg
		性别:	女		身高/预估身高:	155 cm
		预计值模式:	Standard-sh		身体质量指数:	28.72

		Pred	A1	%(A1/P)	Act2	%(A2/P)
日期			15-5-06		15-5-06	
时间			8:34:01		8:34:35	
VT	[L]	0.49			0.44	89.36
MV	[L/min]	9.86			21.02	213.25
BF	[1/min]	20.00			47.73	238.64
ERV	[L]	0.87			0.41	47.21
IC	[L]	2.31			0.97	41.87
VC IN	[L]	3.01	1.27	42.16	1.38	45.78
VC EX	[L]	3.01	1.27	42.19	1.33	44.06
VC MAX	[L]	3.01	1.27	42.19	1.38	45.78
FVC	[L]	2.98	1.27	42.55		
FEV 1	[L]	2.37	1.16	48.64		
FEV1%FVC	[%]	81.31	91.03	111.96		
FEV1%VC MAX	[%]	81.31	91.03	111.96		
FEV 2	[L]	2.62	1.23	46.84		
FEV 3	[L]	2.85	1.25	43.96		
PEF	[L/s]	6.37	5.99	94.04		
FEF25	[L/s]	5.44	5.99	110.01		
FEF50	[L/s]	3.45	3.49	101.28		
FEF75	[L/s]	1.31	0.86	65.87		
FEF25-75	[L/s]	2.84	2.21	77.94		
VBE	[L]		0.07			
VBE%FVC	[%]		5.89			
FET	[s]		4.11			
FRC-SB	[L]	1.93				
VA	[L]	4.29				
RV-SB	[L]	1.31				
TLC-SB	[L]	4.22				
RV%TLC-SB	[%]	30.46				
FRC%TLC-SB	[%]	56.71				
DLCO SB	[mmol/min/kPa]	6.51				
DLCO/VA	[mmol/min/kPa/L]	1.70				

年龄：	46 岁	体重：	69 kg
性别：	女	身高/预估身高：	155 cm
预计值模式：	Standard-sh	身体质量指数：	28.72

日期	Pred	Act1 15-5-06	%(Act1/Pr	Act2	Act3
DLCOrb [mmol/min/kPa]	2.46	1.10	44.6		
DLCOc [mmol/min/kPa]	2.46	1.59	64.9		
DLCO/VA [mmol/min/kPa/L]	1.00	0.85	84.7		
DLCOc/VA [mmol/min/kPa/L]	1.00	1.23	123.3		
Alveol. ventil [l/min]	5.90	4.26	72.2		
VA rb [l]	2.57	1.30	50.5		
RV-He [L]	1.31	0.70	53.5		
FRC-He [L]	1.93	1.23	63.9		
TLC-He [L]	4.22	2.08	49.2		
RV % TLC-He [%]	30.46	33.67	110.5		
FRC % TLC-He [%]	56.71	59.35	104.6		
VC MAX [L]	3.01	1.38	45.8		

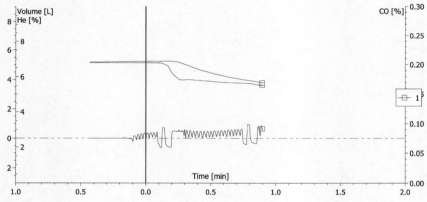

■ **MEFV 曲线特点**：横轴缩窄，曲线呈狭长形，外推容积＜0.15 L，呼气平台提前出现，肺功能质控合格。

■ **肺功能测定结果**：VC、FVC、FEV_1、FEF_{75}、RV、TLC、$D_L CO$ 下降，FEV_1/FVC、FEF_{25}、FEF_{50} 均正常，PEF、RV/TLC 基本正常。

■ **肺功能诊断**：重度限制性通气功能障碍；一氧化碳弥散量中度降低（重复呼吸法）；一氧化碳弥散量轻度降低（校正值）。

■ **解析**：患者常规肺功能检查的弥散功能和肺容积参数采用的是重复呼吸法测定，详见例 65、例 66、例 67。很多肺功能仪检查弥散和肺总量时对肺活量有一定的要求，例如，常用的耶格在第三代肺功能仪之前，肺活量超过 1.5 L（仪器的死腔量）才可以用一口气呼吸法测定；基层医院及二级医院多使用便携式肺功能仪,只能检查肺通气功能,无法检查弥散功能和肺总量。肺功能检查对于呼吸疾病的临床诊疗是至为重要的,在日常的肺功能检查中,肺功能检查最重要的是通气功能的检查。在限制性疾病,VC(FVC)与 TLC 变化有较好的一致性,且测定简单,稳定性、重复性好,故常选择 VC(或 FVC)<80% 最为单纯限制性通气功能障碍的诊断标准。如此类患者,即使未行重复呼气法测定肺总量,VC、FVC 均显著下降,肺功能很容易诊断为限制性通气功能障碍。

第四章
阻塞性通气功能障碍

例 ③1

男,71 岁,身高 160 cm,体重 67 kg,因胸闷于呼吸科就诊。

			年龄:	71 岁		体重:	67 kg
			性别:	男		身高/预估身高:	160 cm
			预计值模式:	Standard-sh		BMI:	26.17
			Pred	A1	%(A1/P)	Act2	%(A2/P)
日期				22/2/26		22/2/26	
时间				8:35:06		8:35:45	
VT	[L]		0.48			0.79	164.64
MV	[L/min]		9.57			29.76	310.91
BF	[1/min]		20.00			37.77	188.85
ERV	[L]		0.98			0.90	91.39
IC	[L]		2.51			2.11	83.78
VC IN	[L]		3.43	2.72	79.32	2.82	82.17
VC EX	[L]		3.43	2.99	86.92	3.00	87.47
VC MAX	[L]		3.43	2.99	86.92	3.00	87.47
FVC	[L]		3.30	2.99	90.37		
FEV 1	[L]		2.50	1.97	78.60		
FEV 1 % FVC	[%]		76.08	65.89	86.60		
FEV 1 % VC MAX	[%]		76.08	65.89	86.60		
FEV 2	[L]		2.47	2.34	95.03		
FEV 3	[L]		2.53	2.55	100.52		
PEF	[L/s]		8.33	6.44	77.40		
FEF25	[L/s]		6.94	3.84	55.28		
FEF50	[L/s]		3.60	1.33	37.02		
FEF75	[L/s]		0.78	0.32	40.87		
FEF25-75	[L/s]		2.60	0.99	38.08		
VBE	[L]			0.06			
VBE%FVC	[%]			2.01			
FET	[s]			7.11			
FRC-SB	[L]		2.90			3.32	114.74
VA	[L]		5.55			4.92	88.59
RV-SB	[L]		2.00			2.43	121.05
TLC-SB	[L]		5.41			5.07	93.75
RV%TLC-SB	[%]		37.67			47.87	127.06
FRC%TLC-SB	[%]		57.73			65.59	113.61
DLCO SB	[mmol/min/kPa]		6.86			5.97	87.05
DLCO/VA	[mmol/min/kPa/L]		1.41			1.21	85.92

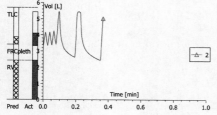

■ **MEFV 曲线特点：**呼气相降支向横轴凹陷，呼气有爆发力，吸气曲线饱满光滑，吸呼环闭合，外推容积<0.15 L。肺功能检查质控合格。

■ **V-T 曲线特点：**呼气时间延长。

■ **肺功能测定结果：**FEV_1、FEV_1/FVC、PEF、FEF_{25}、FEF_{50}、FEF_{75} 均降低，VC、FVC、TLC、D_LCO 均基本正常，RV、RV/TLC 均升高。

■ **肺功能诊断：**轻度阻塞性通气功能障碍；一氧化碳弥散量正常。

■ **解析：**阻塞性通气功能障碍是肺功能诊断类型之一，指呼吸气流受限引起的肺通气功能障碍。阻塞从发生的时相上可以是慢性或急性，从是否可逆上分还可以是可逆性、不可逆性或不完全可逆性。通常用 FEV_1/FVC 下降，且吸气末容积(TLC)不降低(提示没有限制)为诊断阻塞性通气功能障碍的基本原则。常用 70% 作为 FEV_1/FVC 绝对值的下限和(或)以预计值的 92% 作为 FEV_1/FVC 的下限。此例患者 FEV_1/FVC 小于 70%，占预计值的百分比小于 92%，其性质判断为阻塞性通气功能障碍。

在阻塞类型中，伴有 RV、FRC 和 RV/TLC 的正常或升高，这些也是反映阻塞性通气功能障碍的常用指标。RV/TLC、FRC/TLC 结果的变异度大，且主要用于阻塞性通气功能障碍的辅助诊断，可无严格的评价标准。气道功能受损，导致肺内气体陷闭，静息状态下出现肺内过度充气，在肺容量测定时，会出现 RV、FRC 的增加，病情加重，TLC 增加，RV/TLC、FRC/TLC 增大。

阻塞性通气功能障碍严重程度，用 FEV_1 占预计值百分比来判断障碍的程度(表 31-1)，$FEV_1\%$ 是 78.6%，程度为轻度，肺功能报告诊断为轻度阻塞性通气功能障碍，一氧化碳弥散量正常。

表 31-1 肺通气功能损害的程度

严重程度	分级标准
轻度	70%≤$FEV_1\%$预计值
中度	60%≤$FEV_1\%$预计值<70%
中重度	50%≤$FEV_1\%$预计值<60%
重度	35%≤$FEV_1\%$预计值<50%
极重度	$FEV_1\%$预计值<35%

注：阻塞性、限制性或是混合性通气功能障碍，均以 FEV_1 占预计值百分比来判断障碍的程度。根据《中华结核和呼吸杂志》[2014,37(7)：481-486]。

补充：

2000 年美国医学会（AMA）将肺通气功能障碍分三级：

　　轻度：$60\% \leqslant FEV_1\%$ 预计值 $< LLN$

　　中度：$41\% \leqslant FEV_1\%$ 预计值 $< 59\%$

　　重度：$FEV_1\%$ 预计值 $\leqslant 40\%$

目前国内指南多采用 ATS/ERS 的五级分类法，也有较多单位采用传统三级分类法，即：

　　轻度：$60\% \leqslant FEV_1\%$ 预计值 $< 80\%$

　　中度：$40\% \leqslant FEV_1\%$ 预计值 $< 60\%$

　　重度：$FEV_1\%$ 预计值 $< 40\%$

传统三级分类法与 AMA 分级一致，区别是用 $< 80\%$ 取代 $< LLN$。

例 32

男,57 岁,身高 162 cm,体重 78 kg,因肺部阴影于呼吸科就诊。

年龄:		57 岁			体重:		78 kg
性别:		男			身高/预估身高:		162 cm
预计值模式:		Standard-sh			BMI:		29.72

		Pred	A1	%(A1/P)	Act2	%(A2/P)
日期			22-2-21		22-2-21	
时间			13:39:30		13:40:5(	
VT	[L]	0.56			1.01	181.19
MV	[L/min]	11.14			11.82	106.05
BF	[1/min]	20.00			11.71	58.53
ERV	[L]	1.12			0.67	60.17
IC	[L]	2.88			2.59	89.69
VC IN	[L]	3.85	2.92	75.97	3.26	84.67
VC EX	[L]	3.85	2.98	77.48	3.19	82.78
VC MAX	[L]	3.85	2.98	77.48	3.26	84.67
FVC	[L]	3.77	2.98	79.22		
FEV 1	[L]	2.95	1.64	55.53		
FEV1%FVC	[%]	77.92	54.88	70.44		
FEV1%VC MAX	[%]	77.92	54.88	70.44		
FEV 2	[L]	3.04	2.27	74.64		
FEV 3	[L]	3.12	2.55	81.85		
PEF	[L/s]	8.77	5.66	64.51		
FEF25	[L/s]	7.11	1.93	27.14		
FEF50	[L/s]	4.01	0.99	24.72		
FEF75	[L/s]	1.24	0.46	36.71		
FEF25-75	[L/s]	3.03	0.90	29.75		
BEV	[L]		0.03			
BEV%FVC	[%]		0.90			
FET	[s]		10.12			
FRC-SB	[L]	2.62			2.68	102.11
RV-SB	[L]	1.73			2.00	115.90
TLC-SB	[L]	5.48			5.13	93.51
RV%TLC-SB	[%]	31.50			39.05	123.97
FRC%TLC-SB	[%]	54.81			52.19	95.23
DLCO SB	[mmol/min/kPa]	7.90			8.39	106.26
DLCO/VA	[mmol/min/kPa/L]	1.60			1.69	105.56

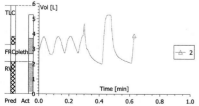

■ **MEFV 曲线特点**：呼气相降支向横轴凹陷，外推容积<0.15 L，肺功能检查质控合格。

■ **V-T 曲线特点**：呼气时间延长。

■ **肺功能测定结果**：FEV_1、FEV_1/FVC、PEF、FEF_{25}、FEF_{50}、FEF_{75} 均下降，VC、FVC、RV、TLC、D_LCO 均基本正常，RV/TLC 升高。

■ **肺功能诊断**：中重度阻塞性通气功能障碍；一氧化碳弥散量正常。

■ **解析**：此例患者肺功能是比较典型的阻塞性通气功能障碍，FEV_1/FVC<70%，同时 FEV_1/FVC 占预计值百分比<92%，VC%为84.67%，TLC%为93.51%，提示没有限制，明确其性质为阻塞。肺通气功能指标临床判断方法见表 32-1。FEV_1 占预计值百分比为55.53%，其程度为中重度，肺功能报告为中重度阻塞性通气功能障碍，一氧化碳弥散量正常。

表 32-1 肺通气功能指标临床判断方法

指 标	LLN(正常值低限)	ULN(正常值高限)
FEV_1/FVC、FEV_1/VC	92%预计值	
FEV_1、FVC、PEF	80%预计值	
FEF_{50}、FEF_{75}、$FEF_{25\sim75}$	65%预计值	
RV、TLC、FRC、D_LCO	80%预计值	120%预计值

在阻塞性通气功能障碍中，伴有 RV、FRC 和 RV/TLC 的正常或升高，这些也是反映阻塞性通气功能障碍的常用指标，与 FEV_1/FVC 综合判断阻塞类型。

例 ③③

男，51 岁，身高 177 cm，体重 63 kg，哮喘定期随访。

		体重：	63 kg		年龄：	51 岁
		性别：	男		身高/预估身高：	177 cm
		预计值模式：	Standard-sh		BMI：	20.11

		Pred	A1	%(A1/P)	Act2	%(A2/P)
日期			22-2-25		22-2-25	
时间			11:00:38		11:05:4	
VT	[L]	0.45			0.72	159.93
MV	[L/min]	9.00			21.12	234.70
BF	[1/min]	20.00			29.35	146.75
ERV	[L]	1.53			1.15	74.98
IC	[L]	2.86			2.39	83.77
VC IN	[L]	4.46	3.19	71.54	3.42	76.77
VC EX	[L]	4.46	3.46	77.55	3.54	79.44
VC MAX	[L]	4.46	3.46	77.55	3.54	79.44
FVC	[L]	4.30	3.46	80.48		
FEV 1	[L]	3.56	1.74	48.82		
FEV1%FVC	[%]	80.88	50.32	62.22		
FEV1%VC MAX	[%]	80.88	50.32	62.22		
FEV 2	[L]	4.14	2.34	56.40		
FEV 3	[L]	3.96	2.68	67.78		
PEF	[L/s]	9.70	4.95	51.00		
FEF25	[L/s]	8.36	1.79	21.46		
FEF50	[L/s]	4.95	0.82	16.57		
FEF75	[L/s]	1.92	0.32	16.66		
FEF25-75	[L/s]	4.06	0.71	17.59		
BEV	[L]		0.05			
BEV%FVC	[%]		1.53			
FET	[s]		8.97			
FRC-SB	[L]	3.81			3.20	83.91
RV-SB	[L]	2.17			2.05	94.40
TLC-SB	[L]	6.65			5.18	77.87
RV%TLC-SB	[%]	33.11			39.60	119.61
FRC%TLC-SB	[%]	49.71			61.78	124.28
DLCO SB	[mmol/min/kPa]	8.27			9.12	110.29
DLCO/VA	[mmol/min/kPa/L]	1.38			1.81	131.58

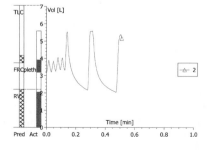

■ **MEFV 曲线特点**：呼气相降支向横轴凹陷，呼气有爆发力，吸气相饱满，外推容积＜5％FVC，肺功能检查质控合格。

■ **V－T 曲线特点**：呼气时间延长。

■ **肺功能测定结果**：FEV_1、FEV_1/FVC、PEF、FEF_{25}、FEF_{50}、FEF_{75} 均下降，FVC、D_LCO 基本正常。

■ **肺功能诊断**：重度阻塞性通气功能障碍；一氧化碳弥散量正常。

■ **解析**：常规肺功能测定分为直接测定肺功能指标和间接测定肺功能指标（分为气体分析法测定的肺功能指标和体描法测定的肺功能指标）。直接测定肺功能指标主要包括 FVC、VC、VT 等容积参数和通气功能参数，其准确度的判断取决于仪器本身和受试者的配合程度，影响因素最少，容易获得可靠、稳定的结果。间接测定的肺容积指标主要是指 RV、FRC、TLC，测定的准确性不仅与检测方法、仪器本身和受试者的配合程度有关，也取决于标准气的检测是否准确、标准气是否能充分吸入和均匀分布在肺内等情况，因此影响结果可靠性因素更多，总体可靠程度也相应降低（体描法除外，是测定肺容量的最精确标准）。此份报告中通过一口气呼吸法（气体稀释法的一种）间接测定的是 TLC，RV 是计算值，其差值是 3.13 L，间接推算出 VC 是 3.13 L，而直接测定法 VC 是 3.54 L，在两类参数出现矛盾的情况下，推算出间接测定的 TLC、RV、RV/TLC 是不可靠结果。此患者 FVC％为 80.48％，VC％为 79.44％，两者取大值 FVC 作为肺容量指标，在正常范围内，肺功能为单纯的阻塞性通气功能障碍，弥散功能正常。

例 34

男,66 岁,身高 170 cm,体重 61 kg,吸烟 23 包年,因胸闷于呼吸科就诊。

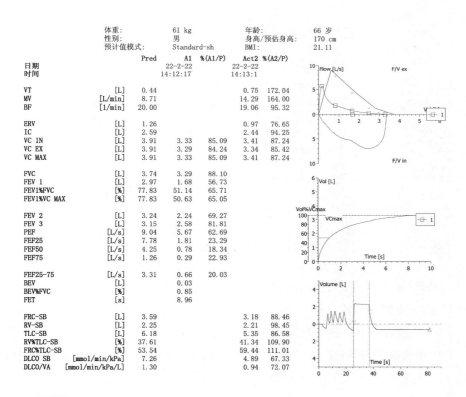

		体重:	61 kg		年龄:	66 岁	
		性别:	男		身高/预估身高:	170 cm	
		预计值模式:	Standard-sh		BMI:	21.11	
		Pred	A1	%(A1/P)	Act2	%(A2/P)	
日期			22-2-22		22-2-22		
时间			14:12:17		14:13:1		
VT	[L]	0.44			0.75	172.04	
MV	[L/min]	8.71			14.29	164.00	
BF	[1/min]	20.00			19.06	95.32	
ERV	[L]	1.26			0.97	76.65	
IC	[L]	2.59			2.44	94.25	
VC IN	[L]	3.91	3.33	85.09	3.41	87.24	
VC EX	[L]	3.91	3.29	84.24	3.34	85.42	
VC MAX	[L]	3.91	3.33	85.09	3.41	87.24	
FVC	[L]	3.74	3.29	88.10			
FEV 1	[L]	2.97	1.68	56.73			
FEV1%FVC	[%]	77.83	51.14	65.71			
FEV1%VC MAX	[%]	77.83	50.63	65.05			
FEV 2	[L]	3.24	2.24	69.27			
FEV 3	[L]	3.15	2.58	81.81			
PEF	[L/s]	9.04	5.67	62.69			
FEF25	[L/s]	7.78	1.81	23.29			
FEF50	[L/s]	4.25	0.78	18.34			
FEF75	[L/s]	1.26	0.29	22.93			
FEF25-75	[L/s]	3.31	0.66	20.03			
BEV	[L]		0.03				
BEV%FVC	[%]		0.85				
FET	[s]		8.96				
FRC-SB	[L]	3.59			3.18	88.46	
RV-SB	[L]	2.25			2.21	98.45	
TLC-SB	[L]	6.18			5.35	86.58	
RV%TLC-SB	[%]	37.61			41.34	109.90	
FRC%TLC-SB	[%]	53.54			59.44	111.01	
DLCO SB	[mmol/min/kPa]	7.26			4.89	67.33	
DLCO/VA	[mmol/min/kPa/L]	1.30			0.94	72.07	

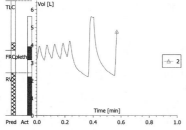

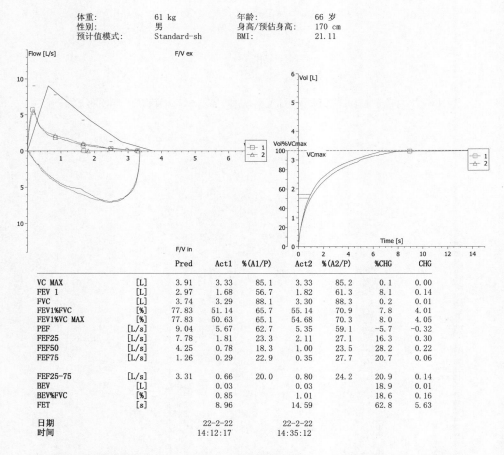

		Pred	Act1	%(A1/P)	Act2	%(A2/P)	%CHG	CHG
VC MAX	[L]	3.91	3.33	85.1	3.33	85.2	0.1	0.00
FEV 1	[L]	2.97	1.68	56.7	1.82	61.3	8.1	0.14
FVC	[L]	3.74	3.29	88.1	3.30	88.3	0.2	0.01
FEV1%FVC	[%]	77.83	51.14	65.7	55.14	70.9	7.8	4.01
FEV1%VC MAX	[%]	77.83	50.63	65.1	54.68	70.3	8.0	4.05
PEF	[L/s]	9.04	5.67	62.7	5.35	59.1	-5.7	-0.32
FEF25	[L/s]	7.78	1.81	23.3	2.11	27.1	16.3	0.30
FEF50	[L/s]	4.25	0.78	18.3	1.00	23.5	28.2	0.22
FEF75	[L/s]	1.26	0.29	22.9	0.35	27.7	20.7	0.06
FEF25-75	[L/s]	3.31	0.66	20.0	0.80	24.2	20.9	0.14
BEV	[L]		0.03		0.03		18.9	0.01
BEV%FVC	[%]		0.85		1.01		18.6	0.16
FET	[s]		8.96		14.59		62.8	5.63
日期			22-2-22		22-2-22			
时间			14:12:17		14:35:12			

■ **MEFV 曲线特点**：呼气相降支向横轴凹陷，呼气有爆发力，外推容积＜5％FVC，肺功能检查质控合格。

■ **V–T 曲线特点**：呼气时间延长。

■ **肺功能测定结果**：FEV_1、FEV_1/FVC、PEF、FEF_{25}、FEF_{50}、FEF_{75}、D_LCO 均下降，VC、FVC、RV、TLC、RV/TLC 均基本正常；支气管舒张试验阴性。

■ **肺功能诊断**：中重度阻塞性通气功能障碍；一氧化碳弥散量轻度降低；支气管舒张试验阴性。

■ **解析**：根据《中华结核和呼吸杂志》[2014，37(7)：481－486]所述，阻塞性、限制性或混合性通气功能障碍，均以 FEV_1 占预计值百分比来判断肺通气功能损害的程度。此患者 FEV_1/FVC 下降，其性质为阻塞；FVC、VC 和 TLC 均在 80％以上，没有限制，FEV_1％为 56.73％，诊断为中重度阻塞性通气功能障碍。患者

的 FEV_1 舒张前后的改善量是 $0.14\,L$,改善率是 8.1%,均不满足条件,支气管舒张试验阴性。

  FVC 作为支气管舒张试验的判断指标多用于慢性阻塞性肺疾病患者,这些患者气流受限越重,其舒张后 FEV_1 的改变越少,但 FVC 则改善越大,反映患者的肺过度充气、气体陷闭得到改善。因而,支气管舒张试验结果需综合 FEV_1 及 FVC 进行判断。目前临床上应用最多、认可度最高的是 FEV_1。

例㉟

男,72 岁,身高 168 cm,体重 83 kg,吸烟 15 包年,混合型颈椎病,拟行手术治疗,术前评估。

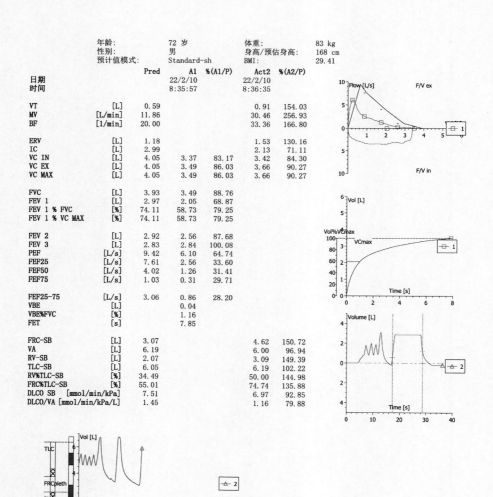

		Pred	A1	%(A1/P)	Act2	%(A2/P)
年龄:			72 岁		体重:	83 kg
性别:			男		身高/预估身高:	168 cm
预计值模式:			Standard-sh		BMI:	29.41
日期			22/2/10		22/2/10	
时间			8:35:57		8:36:35	
VT	[L]	0.59			0.91	154.03
MV	[L/min]	11.86			30.46	256.93
BF	[1/min]	20.00			33.36	166.80
ERV	[L]	1.18			1.53	130.16
IC	[L]	2.99			2.13	71.11
VC IN	[L]	4.05	3.37	83.17	3.42	84.30
VC EX	[L]	4.05	3.49	86.03	3.66	90.27
VC MAX	[L]	4.05	3.49	86.03	3.66	90.27
FVC	[L]	3.93	3.49	88.76		
FEV 1	[L]	2.97	2.05	68.87		
FEV 1 % FVC	[%]	74.11	58.73	79.25		
FEV 1 % VC MAX	[%]	74.11	58.73	79.25		
FEV 2	[L]	2.92	2.56	87.68		
FEV 3	[L]	2.83	2.84	100.08		
PEF	[L/s]	9.42	6.10	64.74		
FEF25	[L/s]	7.61	2.56	33.60		
FEF50	[L/s]	4.02	1.26	31.41		
FEF75	[L/s]	1.03	0.31	29.71		
FEF25-75	[L/s]	3.06	0.86	28.20		
VBE	[L]		0.04			
VBE%FVC	[%]		1.16			
FET	[s]		7.85			
FRC-SB	[L]	3.07			4.62	150.72
VA	[L]	6.19			6.00	96.94
RV-SB	[L]	2.07			3.09	149.39
TLC-SB	[L]	6.05			6.19	102.22
RV%TLC-SB	[%]	34.49			50.00	144.98
FRC%TLC-SB	[%]	55.01			74.74	135.88
DLCO SB	[mmol/min/kPa]	7.51			6.97	92.85
DLCO/VA	[mmol/min/kPa/L]	1.45			1.16	79.88

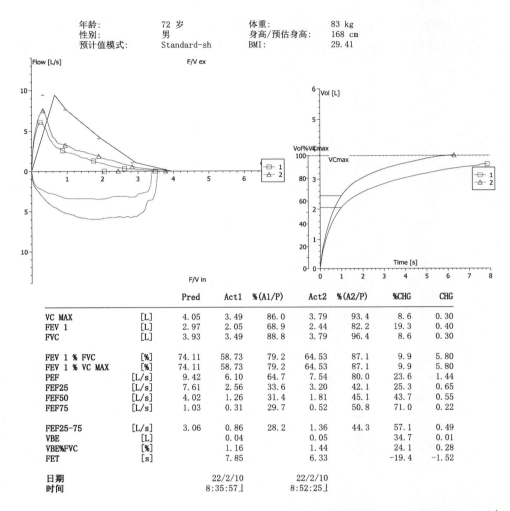

年龄：	72 岁	体重：	83 kg
性别：	男	身高/预估身高：	168 cm
预计值模式：	Standard-sh	BMI：	29.41

		Pred	Act1	%(A1/P)	Act2	%(A2/P)	%CHG	CHG
VC MAX	[L]	4.05	3.49	86.0	3.79	93.4	8.6	0.30
FEV 1	[L]	2.97	2.05	68.9	2.44	82.2	19.3	0.40
FVC	[L]	3.93	3.49	88.8	3.79	96.4	8.6	0.30
FEV 1 % FVC	[%]	74.11	58.73	79.2	64.53	87.1	9.9	5.80
FEV 1 % VC MAX	[%]	74.11	58.73	79.2	64.53	87.1	9.9	5.80
PEF	[L/s]	9.42	6.10	64.7	7.54	80.0	23.6	1.44
FEF25	[L/s]	7.61	2.56	33.6	3.20	42.1	25.3	0.65
FEF50	[L/s]	4.02	1.26	31.4	1.81	45.1	43.7	0.55
FEF75	[L/s]	1.03	0.31	29.7	0.52	50.8	71.0	0.22
FEF25-75	[L/s]	3.06	0.86	28.2	1.36	44.3	57.1	0.49
VBE	[L]		0.04		0.05		34.7	0.01
VBE%FVC	[%]		1.16		1.44		24.1	0.28
FET	[s]		7.85		6.33		-19.4	-1.52
日期			22/2/10		22/2/10			
时间			8:35:57⌐		8:52:25⌐			

■ **MEFV 曲线特点**：呼气相降支向横轴凹陷，呼气有爆发力，外推容积＜5％ FVC，肺功能检查质控合格。

■ **肺功能测定结果**：FEV_1、FEV_1/FVC、PEF、FEF_{25}、FEF_{50}、FEF_{75} 均下降，TLC、D_LCO 基本正常，RV、RV/TLC 升高；支气管舒张试验阳性。

■ **肺功能诊断**：中度阻塞性通气功能障碍；一氧化碳弥散量正常；支气管舒张试验阳性。

■ **解析**：患者 FEV_1/FVC 下降，同时伴有 RV、RV/TLC 升高，提示有阻塞，FVC、VC、TLC 均在正常范围，提示没有限制，FEV_1％是 68.87％，程度为中度。FEV_1 舒张前后的改善量是 0.4 L，改善率是 19.3％，支气管舒张试验阳性，支气管舒张试验阳性判断标准详见例 3。肺功能诊断为中度阻塞性通气功能障碍，一氧化碳弥散量正常，支气管舒张试验阳性，手术有一定风险（手术风险评估见例 23）。

例㊱

女,42 岁,身高 158 cm,体重 58 kg,因咳嗽于呼吸科门诊就诊。

体重:		58 kg			年龄:		42 岁
性别:		女			身高/预估身高:		158 cm
预计值模式:		Standard-sh			BMI:		23.23

		Pred	A1	%(A1/P)	Act2	%(A2/P)
日期			22-3-07		22-3-07	
时间			10:20:52		10:25:0	
VT	[L]	0.41			0.88	211.38
MV	[L/min]	8.29			15.41	186.04
BF	[1/min]	20.00			17.60	88.01
ERV	[L]	0.97			1.07	110.06
IC	[L]	2.15			1.97	91.94
VC IN	[L]	3.05	2.87	94.32	3.04	99.83
VC EX	[L]	3.05	3.02	99.18	3.03	99.34
VC MAX	[L]	3.05	3.02	99.18	3.04	99.83
FVC	[L]	2.99	3.02	100.96		
FEV 1	[L]	2.48	2.07	83.64		
FEV1%FVC	[%]	83.39	68.55	82.20		
FEV1%VC MAX	[%]	83.39	68.55	82.20		
FEV 2	[L]	2.82	2.50	88.90		
FEV 3	[L]	2.91	2.70	92.72		
PEF	[L/s]	6.35	5.40	85.05		
FEF25	[L/s]	5.70	3.66	64.21		
FEF50	[L/s]	3.70	1.73	46.87		
FEF75	[L/s]	1.52	0.45	29.82		
FEF25-75	[L/s]	3.11	1.28	41.01		
BEV	[L]		0.07			
BEV%FVC	[%]		2.42			
FET	[s]		7.44			
FRC-SB	[L]	2.31			2.86	123.90
RV-SB	[L]	1.43			1.79	124.90
TLC-SB	[L]	4.43			4.67	105.32
RV%TLC-SB	[%]	31.75			38.28	120.58
FRC%TLC-SB	[%]	55.65			61.16	109.90
DLCO SB	[mmol/min/kPa]	6.50			6.66	102.58
DLCO/VA	[mmol/min/kPa/L]	1.61			1.47	91.15

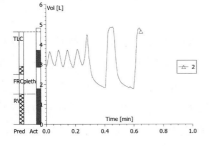

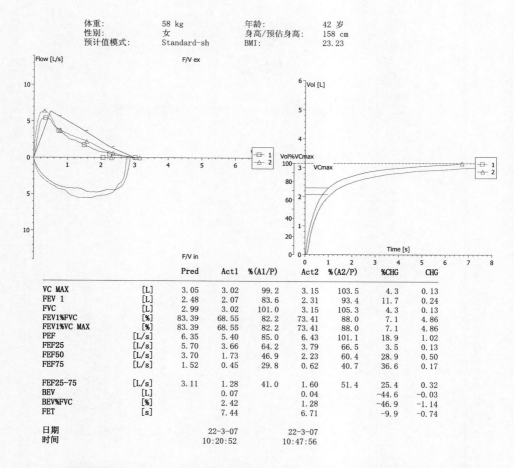

		Pred	Act1	%(A1/P)	Act2	%(A2/P)	%CHG	CHG
VC MAX	[L]	3.05	3.02	99.2	3.15	103.5	4.3	0.13
FEV 1	[L]	2.48	2.07	83.6	2.31	93.4	11.7	0.24
FVC	[L]	2.99	3.02	101.0	3.15	105.3	4.3	0.13
FEV1%FVC	[%]	83.39	68.55	82.2	73.41	88.0	7.1	4.86
FEV1%VC MAX	[%]	83.39	68.55	82.2	73.41	88.0	7.1	4.86
PEF	[L/s]	6.35	5.40	85.0	6.43	101.1	18.9	1.02
FEF25	[L/s]	5.70	3.66	64.2	3.79	66.5	3.5	0.13
FEF50	[L/s]	3.70	1.73	46.9	2.23	60.4	28.9	0.50
FEF75	[L/s]	1.52	0.45	29.8	0.62	40.7	36.6	0.17
FEF25-75	[L/s]	3.11	1.28	41.0	1.60	51.4	25.4	0.32
BEV	[L]		0.07		0.04		-44.6	-0.03
BEV%FVC	[%]		2.42		1.28		-46.9	-1.14
FET	[s]		7.44		6.71		-9.9	-0.74
日期			22-3-07		22-3-07			
时间			10:20:52		10:47:56			

■ **MEFV 曲线特点**：呼气相降支向横轴凹陷，呼气有爆发力，外推容积＜5％ FVC，肺功能检查质控合格。

■ **肺功能测定结果**：FEV_1/FVC、FEF_{25}、FEF_{50}、FEF_{75} 均下降，FVC、D_LCO 正常，FEV_1、VC、TLC 均基本正常，RV、RV/TLC 升高；支气管舒张试验可疑阳性。

■ **肺功能诊断**：轻度阻塞性通气功能障碍；一氧化碳弥散量正常；支气管舒张试验可疑阳性。

■ **解析**：阻塞性通气功能障碍以 FEV_1/FVC 降低（提示有气流呼出受限），且吸气末容积（TLC）不降低（提示没有限制）为诊断原则。在绝对值参数中，残气容积（RV）、功能残气量（FRC）、肺总量（TLC）占预计值百分比±20％以内为正常；反之，则异常。患者 FEV_1/FVC 下降，FEV_1％在 70％以上，提示为轻度阻塞；FVC、VC、TLC 均在正常范围，提示没有限制。用药前后的 FEV_1 改善量是

0.24 L,改善率是 11.7%,支气管舒张试验可疑阳性(判断标准参见例 3 解析),其肺功能诊断为轻度阻塞性通气功能障碍,一氧化碳弥散量正常,支气管舒张试验可疑阳性。

例 ③7

男, 74 岁, 身高 160 cm, 体重 56 kg, 血氧饱和度 91%, COPD 定期随访。

年龄:		74 岁		体重:		56 kg
性别:		男		身高/预估身高:		160 cm
预计值模式:		Standard-sh		BMI:		21.87

		Pred	A1	%(A1/P)	Act2	%(A2/P)
日期			22-2-21		22-2-21	
时间			10:44:40		10:46:1:	
VT	[L]	0.40			0.86	215.92
MV	[L/min]	8.00			18.35	229.36
BF	[1/min]	20.00			21.24	106.22
ERV	[L]	0.96			0.65	67.70
IC	[L]	2.25			1.91	84.57
VC IN	[L]	3.24	2.36	72.83	2.56	78.88
VC EX	[L]	3.24	2.38	73.45	2.55	78.66
VC MAX	[L]	3.24	2.38	73.45	2.56	78.88
FVC	[L]	3.08	2.38	77.33		
FEV 1	[L]	2.35	1.18	50.19		
FEV1%FVC	[%]	76.64	49.42	64.49		
FEV1%VC MAX	[%]	76.64	49.42	64.49		
FEV 2	[L]	2.37	1.56	65.73		
FEV 3	[L]	2.41	1.79	74.24		
PEF	[L/s]	8.05	4.12	51.19		
FEF25	[L/s]	6.94	1.30	18.67		
FEF50	[L/s]	3.54	0.54	15.17		
FEF75	[L/s]	0.70	0.19	27.09		
FEF25-75	[L/s]	2.53	0.43	16.93		
BEV	[L]		0.03			
BEV%FVC	[%]		1.28			
FET	[s]		8.25			
FRC-SB	[L]	3.17			2.64	83.20
RV-SB	[L]	2.16			1.98	91.83
TLC-SB	[L]	5.42			4.36	80.41
RV%TLC-SB	[%]	40.86			45.47	111.28
FRC%TLC-SB	[%]	58.20			60.44	103.84
DLCO SB	[mmol/min/kPa]	6.41			3.12	48.75
DLCO/VA	[mmol/min/kPa/L]	1.29			0.74	57.00

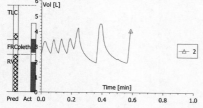

■ **MEFV 曲线特点**：呼气相降支向横轴凹陷，呼气有爆发力，外推容积<0.15 L，肺功能检查质控合格。

■ **肺功能测定结果**：VC、FVC、FEV_1、FEV_1/FVC、PEF、FEF_{25}、FEF_{50}、FEF_{75}、D_LCO 均下降，RV、TLC、RV/TLC 均基本正常。

■ **肺功能诊断**：中重度阻塞性通气功能障碍；一氧化碳弥散量中度降低。

■ **解析**：患者 FEV_1/FVC 下降，MEFV 曲线向横轴凹陷，判定为阻塞；用力肺活量测定的 FVC％是 77.33％，静态肺容量 VC％是 78.88％，判断肺容量的指标在正常值下限，接近临界值，对解读报告时容易造成困难，此时应该考虑 TLC，TLC％是 80.41％，虽接近临界值，但在正常范围内（TLC>LLN）。临床实践中，如果只有通气功能检测项目，在结果判读时，可以根据 MEFV 曲线形态特点，FEV_1/FVC、FVC 及 FEV_1 均减低，可判定为混合性通气功能减低。如肺功能室可进行气体弥散法或体积描记法进行肺容量测定时，需结合 TLC 的数值，进行判断。此病例中，患者的 TLC 是 80.41％，在正常范围内，依据指南判断流程，可判定为阻塞性通气功能障碍。但在本病例中，TLC％是 80.41％，虽然在正常范围，但接近正常值低限，结合 FVC、D_LCO 减低，需考虑患者肺容量可能已有受损可能，需进行舒张试验，并提醒临床医生注意寻找是否有肺容量减低的病理原因。

此外，FEV_1％是 50.19％，其程度是中重度，在中重度阻塞患者中，随着阻塞程度的增加，气道陷闭，不能充分呼气，FVC（VC）多伴有轻度的下降，同时建议行支气管舒张剂，FVC 能够达到正常范围，FVC 下降考虑是由于气流受限而降低。此患者肺功能考虑是单纯阻塞性，其肺功能报告诊断为中重度阻塞性通气功能障碍，一氧化碳弥散量中度降低，建议必要时行动脉血气分析。

患者 COPD 急性加重，缺氧状态，这里说明一下，功能状态只是疾病严重程度评估的一部分，肺功能损害程度不等于疾病的严重程度。除了肺功能，还应与症状评分、生活质量、运动耐量、急性加重风险等因素结合，对疾病严重程度进行综合评估，指导治疗。

例 38

男，63岁，身高168 cm，体重52 kg，肺结节，拟行手术治疗，术前评估。

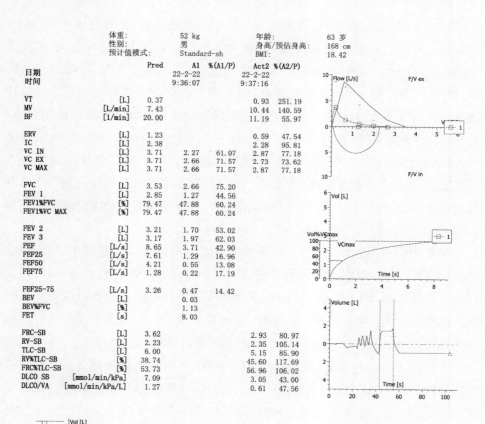

		Pred	A1 22-2-22 9:36:07	%(A1/P)	Act2 22-2-22 9:37:16	%(A2/P)
体重：	52 kg					
性别：	男					
预计值模式：	Standard-sh					
年龄：	63 岁					
身高/预估身高：	168 cm					
BMI：	18.42					

日期 时间		Pred	A1 22-2-22 9:36:07	%(A1/P)	Act2 22-2-22 9:37:16	%(A2/P)
VT	[L]	0.37			0.93	251.19
MV	[L/min]	7.43			10.44	140.59
BF	[1/min]	20.00			11.19	55.97
ERV	[L]	1.23			0.59	47.54
IC	[L]	2.38			2.28	95.81
VC IN	[L]	3.71	2.27	61.07	2.87	77.18
VC EX	[L]	3.71	2.66	71.57	2.73	73.62
VC MAX	[L]	3.71	2.66	71.57	2.87	77.18
FVC	[L]	3.53	2.66	75.20		
FEV 1	[L]	2.85	1.27	44.56		
FEV1%FVC	[%]	79.47	47.88	60.24		
FEV1%VC MAX	[%]	79.47	47.88	60.24		
FEV 2	[L]	3.21	1.70	53.02		
FEV 3	[L]	3.17	1.97	62.03		
PEF	[L/s]	8.65	3.71	42.90		
FEF25	[L/s]	7.61	1.29	16.96		
FEF50	[L/s]	4.21	0.55	13.08		
FEF75	[L/s]	1.28	0.22	17.19		
FEF25-75	[L/s]	3.26	0.47	14.42		
BEV	[L]		0.03			
BEV%FVC	[%]		1.13			
FET	[s]		8.03			
FRC-SB	[L]	3.62			2.93	80.97
RV-SB	[L]	2.23			2.35	105.14
TLC-SB	[L]	6.00			5.15	85.90
RV%TLC-SB	[%]	38.74			45.60	117.69
FRC%TLC-SB	[%]	53.73			56.96	106.02
DLCO SB	[mmol/min/kPa]	7.09			3.05	43.00
DLCO/VA	[mmol/min/kPa/L]	1.27			0.61	47.56

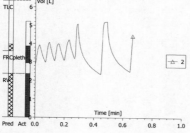

■ **MEFV 曲线特点**：呼气相降支向横轴凹陷，呼气有爆发力，外推容积<0.15 L，V-T 曲线呼气时间延长，肺功能检查质控合格。

■ **肺功能测定结果**：VC、FVC、FEV_1、FEV_1/FVC、PEF、FEF_{25}、FEF_{50}、FEF_{75}、D_LCO 均下降，RV、TLC、RV/TLC 均基本正常。

■ **肺功能诊断**：重度阻塞性通气功能障碍；一氧化碳弥散量中度下降。

■ **解析**：患者 FEV_1/FVC 下降，其性质是阻塞；FVC、VC 轻度下降，TLC 在正常范围，FEV_1%是 44.56%，其程度是重度，在中重度阻塞患者中，FVC(VC) 多伴有轻度下降，此时 FVC 和 VC 的下降考虑是由于气流受限而降低。肺功能报告诊断为重度阻塞性通气功能障碍。患者因肺结节术前评估，值得注意的是，术前 FEV_1 是使用支气管舒张剂后所测得的值，建议行支气管舒张试验，判断气流受限是否存在可逆性，从而评估手术风险性（详见例 23）。

例㊴

男,55 岁,身高 168 cm,体重 57 kg,COPD 定期随访。

			Pred	A1	%(A1/P)	Act2	%(A2/P)
年龄:		55 岁				体重:	57 kg
性别:		男				身高/预估身高:	168 cm
预计值模式:		Standard-sh				BMI:	20.2
日期				22/2/24		22/2/24	
时间				8:37:50		8:40:04	
VT	[L]		0.41			0.87	214.25
MV	[L/min]		8.14			19.92	244.66
BF	[1/min]		20.00			22.84	114.19
ERV	[L]		1.28			1.49	116.29
IC	[L]		2.54			2.52	99.17
VC IN	[L]		3.87	2.99	77.10	3.95	102.04
VC EX	[L]		3.87	3.90	100.70	4.01	103.56
VC MAX	[L]		3.87	3.90	100.70	4.01	103.56
FVC	[L]		3.72	3.90	104.79		
FEV 1	[L]		3.05	2.28	74.64		
FEV 1 % FVC	[%]		80.66	58.33	72.31		
FEV 1 % VC MAX	[%]		80.66	58.33	72.31		
FEV 2	[L]		3.47	2.91	83.86		
FEV 3	[L]		3.44	3.25	94.65		
PEF	[L/s]		8.77	7.75	88.32		
FEF25	[L/s]		7.61	3.13	41.08		
FEF50	[L/s]		4.37	1.25	28.53		
FEF75	[L/s]		1.50	0.43	28.89		
FEF25-75	[L/s]		3.43	1.01	29.42		
VBE	[L]			0.07			
VBE%FVC	[%]			1.78			
FET	[s]			7.07			
FRC-SB	[L]		3.42			3.88	113.48
VA	[L]		6.19			5.93	95.80
RV-SB	[L]		2.06			2.39	116.24
TLC-SB	[L]		5.95			6.06	101.82
RV%TLC-SB	[%]		35.49			39.50	111.30
FRC%TLC-SB	[%]		52.59			64.11	121.89
DLCO SB	[mmol/min/kPa]		7.61			6.24	82.00
DLCO/VA	[mmol/min/kPa/L]		1.38			1.05	76.04

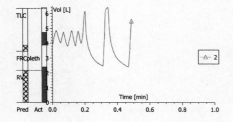

■ **MEFV 曲线特点**：呼气相降支向横轴凹陷，呼气有爆发力，外推容积＜5％ FVC，肺功能检查质控合格。

■ **肺功能测定结果**：FEV_1、FEV1/FVC、FEF_{25}、FEF_{50}、FEF_{75} 均下降，VC、FVC 均正常，PEF、RV、TLC、RV/TLC、D_LCO 均基本正常。

■ **肺功能诊断**：轻度阻塞性通气功能障碍；一氧化碳弥散量正常。

■ **解析**：患者 FEV_1/FVC 下降，FVC、VC、TLC 在正常范围，其性质为单纯阻塞，FEV_1％是 74.64％，肺功能报告诊断为轻度阻塞性通气功能障碍。GOLD 指南指出，肺功能是诊断慢性阻塞性肺疾病的金标准，稳定期吸入支气管舒张剂后，FEV_1/FVC＜70％ 来进行定性诊断。肺功能检查是判断气流受限的客观指标，对 COPD 的诊断、严重程度评价、疾病进展、预后及治疗反应等均有重要意义。

例40

男,55 岁,身高 168 cm,体重 57 kg,COPD 定期随访。

年龄:		55 岁	体重:		57 kg
性别:		男	身高/预估身高:		168 cm
预计值模式:		Standard-sh	BMI:		20.2

		Pred	A1	%(A1/P)	Act2	%(A2/P)
日期			22/2/24			
时间			8:37:50			
VT	[L]	0.41				
MV	[L/min]	8.14				
BF	[1/min]	20.00				
ERV	[L]	1.28				
IC	[L]	2.54				
VC IN	[L]	3.87	3.70	95.54		
VC EX	[L]	3.87	3.87	99.82		
VC MAX	[L]	3.87	3.87	99.82		
FVC	[L]	3.72	3.87	103.88		
FEV 1	[L]	3.05	2.33	76.41		
FEV 1 % FVC	[%]	80.66	60.25	74.69		
FEV 1 % VC MAX	[%]	80.66	60.25	74.69		
FEV 2	[L]	3.47	3.00	86.56		
FEV 3	[L]	3.44	3.33	96.79		
PEF	[L/s]	8.77	7.29	83.10		
FEF25	[L/s]	7.61	3.41	44.76		
FEF50	[L/s]	4.37	1.47	33.52		
FEF75	[L/s]	1.50	0.52	34.45		
FEF25-75	[L/s]	3.43	1.21	35.23		
VBE	[L]		0.09			
VBE%FVC	[%]		2.22			
FET	[s]		6.78			
FRC-SB	[L]	3.42				
VA	[L]	6.19				
RV-SB	[L]	2.06				
TLC-SB	[L]	5.95				
RV%TLC-SB	[%]	35.49				
FRC%TLC-SB	[%]	52.59				
DLCO SB	[mmol/min/kPa]	7.61				
DLCO/VA	[mmol/min/kPa/L]	1.38				

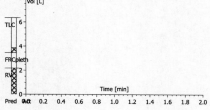

■ **解析：** 肺功能质控不合格，检测结果无效（与例 39 是同一个患者）。患者在呼气第一秒内舌头阻塞咬口，MEFV 曲线呼气降支出现一个锯齿状。单从数据来判断，诊断为轻度阻塞性通气功能障碍，但诊断肺功能报告首要原则是看肺功能图是否合格，其次才是肺功能参数，此测试属于不可接受测试。经肺功能检查技术员正确引导，舌头放在肺功能咬口下方或缩在嘴巴后方，合格的肺功能报告参见例 39（配合较佳）。

例 ④1

男,49 岁,身高 177 cm,体重 84 kg,哮喘定期随访。

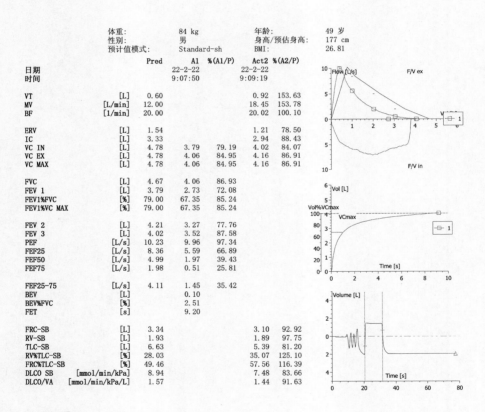

		Pred	A1	%(A1/P)	Act2	%(A2/P)
体重:		84 kg				
性别:		男				
预计值模式:		Standard-sh				
日期			22-2-22		22-2-22	
时间			9:07:50		9:09:19	
VT	[L]	0.60			0.92	153.63
MV	[L/min]	12.00			18.45	153.78
BF	[1/min]	20.00			20.02	100.10
ERV	[L]	1.54			1.21	78.50
IC	[L]	3.33			2.94	88.43
VC IN	[L]	4.78	3.79	79.19	4.02	84.07
VC EX	[L]	4.78	4.06	84.95	4.16	86.91
VC MAX	[L]	4.78	4.06	84.95	4.16	86.91
FVC	[L]	4.67	4.06	86.93		
FEV 1	[L]	3.79	2.73	72.08		
FEV1%FVC	[%]	79.00	67.35	85.24		
FEV1%VC MAX	[%]	79.00	67.35	85.24		
FEV 2	[L]	4.21	3.27	77.76		
FEV 3	[L]	4.02	3.52	87.58		
PEF	[L/s]	10.23	9.96	97.34		
FEF25	[L/s]	8.36	5.59	66.89		
FEF50	[L/s]	4.99	1.97	39.43		
FEF75	[L/s]	1.98	0.51	25.81		
FEF25-75	[L/s]	4.11	1.45	35.42		
BEV	[L]		0.10			
BEV%FVC	[%]		2.51			
FET	[s]		9.20			
FRC-SB	[L]	3.34			3.10	92.92
RV-SB	[L]	1.93			1.89	97.75
TLC-SB	[L]	6.63			5.39	81.20
RV%TLC-SB	[%]	28.03			35.07	125.10
FRC%TLC-SB	[%]	49.46			57.56	116.39
DLCO SB	[mmol/min/kPa]	8.94			7.48	83.66
DLCO/VA	[mmol/min/kPa/L]	1.57			1.44	91.63

年龄: 49 岁
身高/预估身高: 177 cm
BMI: 26.81

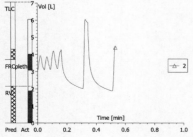

■ **MEFV 曲线特点**：呼气相降支向横轴凹陷，呼气有爆发力，肺功能检查质控合格。

■ **肺功能测定结果**：FEV_1、FEV_1/FVC、FEF_{25}、FEF_{50}、FEF_{75} 均下降，VC、FVC、PEF、RV、TLC 均基本正常，RV/TLC 升高。

■ **肺功能诊断**：轻度阻塞性通气功能障碍；一氧化碳弥散量正常。

■ **解析**：患者 FEV_1/FVC 下降，FVC、VC、TLC 在正常范围，FEV_1 下降，肺功能报告诊断为轻度阻塞性通气功能障碍。结合病史，患者确诊为支气管哮喘，是有多种细胞和细胞组分参与的慢性气道炎症性疾病。部分患者肺功能可以是正常，也可以表现为阻塞性通气功能障碍。支气管哮喘的诊断中，肺功能检查非常重要。尤其在一些临床症状不典型的患者，肺功能检查有助于明确诊断。

对比学习例 37、例 39、例 41，各部位气道的阻塞或气流受限都会导致阻塞性通气功能障碍，但对弥散功能的影响差别较大。例 37 和例 39 均是 COPD 患者，有明显气流阻塞（例 37）导致气体分布不均的患者多伴有弥散功能降低，早期 COPD 患者（例 39）的气体分布相对均匀，弥散功能多正常。

例42

男,49 岁,身高 177 cm,体重 84 kg,哮喘定期随访。

体重:	84 kg	年龄:	49 岁
性别:	男	身高/预估身高:	177 cm
预计值模式:	Standard-sh	BMI:	26.81

		Pred	A1	%(A1/P)	Act2	%(A2/P)
日期			22-2-22			
时间			9:07:50			
VT	[L]	0.60				
MV	[L/min]	12.00				
BF	[1/min]	20.00				
ERV	[L]	1.54				
IC	[L]	3.33				
VC IN	[L]	4.78	3.27	68.48		
VC EX	[L]	4.78	3.47	72.69		
VC MAX	[L]	4.78	3.47	72.69		
FVC	[L]	4.67	3.47	74.39		
FEV 1	[L]	3.79	2.79	73.50		
FEV1%FVC	[%]	79.00	80.25	101.58		
FEV1%VC MAX	[%]	79.00	80.25	101.58		
FEV 2	[L]	4.21	3.26	77.37		
FEV 3	[L]	4.02				
PEF	[L/s]	10.23	9.84	96.18		
FEF25	[L/s]	8.36	5.54	66.24		
FEF50	[L/s]	4.99	3.14	62.85		
FEF75	[L/s]	1.98	1.02	51.62		
FEF25-75	[L/s]	4.11	2.41	58.60		
BEV	[L]		0.07			
BEV%FVC	[%]		2.04			
FET	[s]		2.84			
FRC-SB	[L]	3.34				
RV-SB	[L]	1.93				
TLC-SB	[L]	6.63				
RV%TLC-SB	[%]	28.03				
FRC%TLC-SB	[%]	49.46				
DLCO SB	[mmol/min/kPa]	8.94				
DLCO/VA	[mmol/min/kPa/L]	1.57				

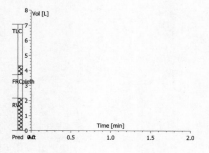

■ **解析:** 肺功能质控不合格,检测结果无效(与例 41 是同一个患者)。原因是患者呼气时间未达 6 秒,V–T 曲线呼气相平台未出现,呼气中断,尽管测试开始较好,吸气相饱满,呼气相升支陡直,呼气相降支曲线光滑,呼气用力符合要求,但呼气中断,进而影响 FEV$_1$ 和 FVC 结果,使结果被低估。如果不了解质控要求,图形看着尚可,分析数据,很容易诊断为轻度限制性通气功能障碍,对比例 41 可清楚地知道,该患者是轻度阻塞性通气功能障碍,性质完全不同。经肺功能技术员解释引导,做最大爆发力,呼气时间达到 6 秒或呼气出现平台 1 秒以上,合格的肺功能报告参见例 41(配合较佳)。

例43

女,43岁,身高162 cm,体重57 kg,因咳嗽于呼吸科就诊。

年龄:		43 岁		体重:		57 kg
性别:		女		身高/预估身高:		162 cm
预计值模式:		Standard-sh		BMI:		21.72
		Pred	A1	%(A1/P)	Act2	%(A2/P)
日期			22/2/26		22/2/26	
时间			10:18:26		10:21:20	
VT	[L]	0.41			0.43	104.78
MV	[L/min]	8.14			9.99	122.65
BF	[1/min]	20.00			23.41	117.06
ERV	[L]	1.06			1.49	140.11
IC	[L]	2.19			2.17	99.17
VC IN	[L]	3.22	3.52	109.26	3.65	113.14
VC EX	[L]	3.22	3.66	113.63	3.66	113.57
VC MAX	[L]	3.22	3.66	113.63	3.66	113.57
FVC	[L]	3.15	3.66	116.25		
FEV 1	[L]	2.62	2.75	104.80		
FEV 1 % FVC	[%]	83.28	74.98	90.04		
FEV 1 % VC MAX	[%]	83.28	74.98	90.04		
FEV 2	[L]	2.92	3.31	113.34		
FEV 3	[L]	2.99	3.51	117.32		
PEF	[L/s]	6.68	6.19	92.71		
FEF25	[L/s]	6.03	4.79	79.47		
FEF50	[L/s]	3.89	2.53	65.06		
FEF75	[L/s]	1.63	1.01	62.14		
FEF25-75	[L/s]	3.33	2.15	64.55		
VBE	[L]		0.06			
VBE%FVC	[%]		1.52			
FET	[s]		4.53			
FRC-SB	[L]	2.59			3.38	130.45
VA	[L]	4.75			5.13	108.01
RV-SB	[L]	1.56			1.89	120.86
TLC-SB	[L]	4.76			5.26	110.45
RV%TLC-SB	[%]	32.24			35.89	111.32
FRC%TLC-SB	[%]	54.50			64.25	117.88
DLCO SB [mmol/min/kPa]		6.55			7.36	112.34
DLCO/VA [mmol/min/kPa/L]		1.55			1.43	92.47

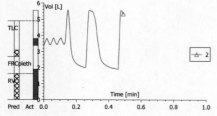

■ **MEFV 曲线特点**：呼气相降支向横轴凹陷，呼气有爆发力，肺功能检查质控合格。

■ **肺功能测定结果**：FEV_1/FVC，FEF_{25}、FEF_{50}、FEF_{75} 均下降，VC、FVC、FEV_1、D_LCO 均正常，RV、TLC、RV/TLC 均基本正常。

■ **肺功能诊断**：轻度阻塞性通气功能障碍；一氧化碳弥散量正常。

■ **解析**：患者 FEV_1/FVC 下降，提示有阻塞；FVC、VC、TLC 正常范围，提示没有限制，肺功能诊断为轻度阻塞性通气功能障碍。本例和例 44、例 45 是同一个患者，后两者是失败病例，一起对比学习，了解患者检查过程中存在的问题及如何解决。

例 44

女, 43 岁, 身高 162 cm, 体重 57 kg, 因咳嗽于呼吸科就诊。

年龄:	43 岁	体重:	57 kg
性别:	女	身高/预估身高:	162 cm
预计值模式:	Standard-sh	BMI:	21.72

		Pred	A1	%(A1/P)	Act2	%(A2/P)
日期			22/2/26			
时间			10:18:26			
VT	[L]	0.41				
MV	[L/min]	8.14				
BF	[1/min]	20.00				
ERV	[L]	1.06				
IC	[L]	2.19				
VC IN	[L]	3.22	2.21	68.69		
VC EX	[L]	3.22	3.56	110.59		
VC MAX	[L]	3.22	3.56	110.59		
FVC	[L]	3.15	3.56	113.14		
FEV 1	[L]	2.62	2.36	89.97		
FEV 1 % FVC	[%]	83.28	66.15	79.43		
FEV 1 % VC MAX	[%]	83.28	66.15	79.43		
FEV 2	[L]	2.92	3.25	111.24		
FEV 3	[L]	2.99	3.48	116.26		
PEF	[L/s]	6.68	6.28	93.98		
FEF25	[L/s]	6.03	4.73	78.36		
FEF50	[L/s]	3.89	2.09	53.60		
FEF75	[L/s]	1.63	1.31	80.51		
FEF25-75	[L/s]	3.33	1.62	48.78		
VBE	[L]		0.06			
VBE%FVC	[%]		1.58			
FET	[s]		4.37			
FRC-SB	[L]	2.59				
VA	[L]	4.75				
RV-SB	[L]	1.56				
TLC-SB	[L]	4.76				
RV%TLC-SB	[%]	32.24				
FRC%TLC-SB	[%]	54.50				
DLCO SB	[mmol/min/kPa]	6.55				
DLCO/VA	[mmol/min/kPa/L]	1.55				

■ **解析**：本测试属于不可接受测试，肺功能质控不合格，检测结果无效（与例43是同一个患者）。患者在呼气第一秒内出现停顿，然后继续呼气，呼气相降支出现一个凹陷，呼气相曲线不光滑，此报告无效。从数据上看，和例43相比，FEV_1和FEV_1/FVC皆明显降低。经过肺功能检查技术员讲解，呼气时做最大爆发力，一口气将气呼至呼气末平台，合格的肺功能报告参见例43（配合较佳）。

例 45

女,43 岁,身高 162 cm,体重 57 kg,因咳嗽于呼吸科就诊。

年龄:	43 岁		体重:	57 kg
性别:	女		身高/预估身高:	162 cm
预计值模式:	Standard-sh		BMI:	21.72

		Pred	A1	%(A1/P)	Act2	%(A2/P)
日期			22/2/26			
时间			10:18:26			
VT	[L]	0.41				
MV	[L/min]	8.14				
BF	[1/min]	20.00				
ERV	[L]	1.06				
IC	[L]	2.19				
VC IN	[L]	3.22	3.28	101.78		
VC EX	[L]	3.22	2.16	67.11		
VC MAX	[L]	3.22	3.28	101.78		
FVC	[L]	3.15	2.16	68.65		
FEV 1	[L]	2.62	2.16	82.46		
FEV 1 % FVC	[%]	83.28	99.91	119.98		
FEV 1 % VC MAX	[%]	83.28	65.88	79.11		
FEV 2	[L]	2.92	2.16	73.89		
FEV 3	[L]	2.99	2.16	72.21		
PEF	[L/s]	6.68	6.23	93.33		
FEF25	[L/s]	6.03	4.60	76.32		
FEF50	[L/s]	3.89	2.32	59.49		
FEF75	[L/s]	1.63				
FEF25-75	[L/s]	3.33				
VBE	[L]		0.05			
VBE%FVC	[%]		2.13			
FET	[s]		4.81			
FRC-SB	[L]	2.59				
VA	[L]	4.75				
RV-SB	[L]	1.56				
TLC-SB	[L]	4.76				
RV%TLC-SB	[%]	32.24				
FRC%TLC-SB	[%]	54.50				
DLCO SB	[mmol/min/kPa]	6.55				
DLCO/VA	[mmol/min/kPa/L]	1.55				

■ **解析：**本测试属于不可接受测试，肺功能质控不合格，检测结果无效（与例43是同一个患者）。患者在呼气第一秒内出现舌头堵塞咬口、呼气停顿、漏气等情况，呼气相降支出现一个凹陷和呼气停止，此报告无效。从数据上分析，是限制性通气功能障碍，和例43相比，肺通气障碍类型完全不同，肺功能报告的解读离不开图形的判断。经过肺功能检查技术员讲解，呼气时做最大爆发力，呼气过程中舌头不能堵塞咬口器，不能漏气，不能中断，一口气将气呼至呼气末平台，合格的肺功能报告参见例43（配合较佳）。

例 46

男,70 岁,身高 166 cm,体重 74 kg,因咳嗽于呼吸科就诊。

年龄:		70 岁			体重:		74 kg
性别:		男			身高/预估身高:		166 cm
预计值模式:		Standard-sh			BMI:		26.85
		Pred	A1	%(A1/P)	Act2	%(A2/P)	
日期			22/2/24		22/2/24		
时间			10:05:06		10:05:59		
VT	[L]	0.53			0.81	153.13	
MV	[L/min]	10.57			16.75	158.49	
BF	[1/min]	20.00			20.70	103.50	
ERV	[L]	1.14			0.94	82.97	
IC	[L]	2.78			2.35	84.64	
VC IN	[L]	3.85	3.01	78.23	3.19	82.91	
VC EX	[L]	3.85	3.06	79.56	3.30	85.64	
VC MAX	[L]	3.85	3.06	79.56	3.30	85.64	
FVC	[L]	3.71	3.06	82.44			
FEV 1	[L]	2.84	2.31	81.38			
FEV 1 % FVC	[%]	75.53	75.57	100.05			
FEV 1 % VC MAX	[%]	75.53	75.57	100.05			
FEV 2	[L]	2.87	2.75	95.93			
FEV 3	[L]	2.83	2.91	102.80			
PEF	[L/s]	9.02	6.43	71.25			
FEF25	[L/s]	7.44	5.22	70.15			
FEF50	[L/s]	3.95	2.27	57.50			
FEF75	[L/s]	1.02	0.74	73.18			
FEF25-75	[L/s]	2.98	1.74	58.45			
VBE	[L]		0.08				
VBE%FVC	[%]		2.65				
FET	[s]		4.32				
FRC-SB	[L]	3.11			2.84	91.42	
VA	[L]	6.03			4.67	77.36	
RV-SB	[L]	2.08			1.90	91.53	
TLC-SB	[L]	5.88			4.83	82.14	
RV%TLC-SB	[%]	35.89			39.34	109.60	
FRC%TLC-SB	[%]	55.38			58.89	106.34	
DLCO SB	[mmol/min/kPa]	7.29			6.85	93.94	
DLCO/VA	[mmol/min/kPa/L]	1.42			1.47	103.62	

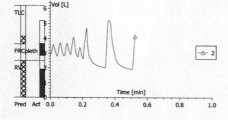

■ **解析：** 此例属于不可接受测试，和例 47 是同一个患者，FVC 实测值的 3.06 L，对比例 47 测试 2 可知，患者可接受性测试中 FVC 为 3.24 L。此例患者做最大流量-容积曲线时，因吸气不足，患者阻塞性通气功能障碍未能呈现出来（参见例 47 测试 2），造成肺功能基本正常的假数据。

患者的 FVC 和 VC 测试值有一定的差值，解释说明用力肺活量（FVC）和肺活量（VC）都是肺容量指标，临床意义也有较大程度的相似性。不同点在于测定时 FVC 受时间限制，VC 不受时间限制。理论上来说，只要患者能够继续呼气，呼气时间可以继续，直到出现呼气末平台或呼气流速＜25 mL/s，如重度慢性阻塞性肺疾病患者，呼气时间可以 15 秒以上。由于存在气道阻塞或陷闭，FVC 没有足够的时间快速完成呼气，行 FVC 测定时，胸腔压力增高，会导致小气道提前关闭，气体陷闭，FVC≤VC。不过，对于肺功能检查技术员来说，测定肺功能时，应该同时观察两者的数据的一致性，进一步验证数据的准确性和重复性。

例47

男,70 岁,身高 166 cm,体重 74 kg,因咳嗽于呼吸科就诊。

		年龄:	70 岁			体重:	74 kg	
		性别:	男			身高/预估身高:	166 cm	
		预计值模式:	Standard-sh			BMI:	26.85	
		Pred	**A1**	**%(A1/P)**		**Act2**	**%(A2/P)**	
日期			22/2/24			22/2/24		
时间			10:05:06			10:24:28		
VT	[L]	0.53	测试1			测试2		
MV	[L/min]	10.57						
BF	[1/min]	20.00						
ERV	[L]	1.14						
IC	[L]	2.78						
VC IN	[L]	3.85	3.01	78.23		2.95	76.70	
VC EX	[L]	3.85	3.06	79.56		3.24	84.21	
VC MAX	[L]	3.85	3.06	79.56		3.24	84.21	
FVC	[L]	3.71	3.06	82.44		3.24	87.26	
FEV 1	[L]	2.84	2.31	81.38		2.16	75.83	
FEV 1 % FVC	[%]	75.53	75.57	100.05		66.53	88.08	
FEV 1 % VC MAX	[%]	75.53	75.57	100.05		66.53	88.08	
FEV 2	[L]	2.87	2.75	95.93		2.66	92.74	
FEV 3	[L]	2.83	2.91	102.80		2.93	103.61	
PEF	[L/s]	9.02	6.43	71.25		6.85	75.92	
FEF25	[L/s]	7.44	5.22	70.15		4.46	59.92	
FEF50	[L/s]	3.95	2.27	57.50		1.53	38.77	
FEF75	[L/s]	1.02	0.74	73.18		0.48	46.69	
FEF25-75	[L/s]	2.98	1.74	58.45		1.18	39.63	
VBE	[L]		0.08			0.07		
VBE%FVC	[%]		2.65			2.06		
FET	[s]		4.32			5.68		
FRC-SB	[L]	3.11						
VA	[L]	6.03						
RV-SB	[L]	2.08						
TLC-SB	[L]	5.88						
RV%TLC-SB	[%]	35.89						
FRC%TLC-SB	[%]	55.38						
DLCO SB	[mmol/min/kPa]	7.29						
DLCO/VA	[mmol/min/kPa/L]	1.42						

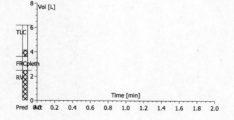

■ **解析：**报告中测试 1（例 46 的 FVC）和测试 2 为同一个患者的两次 MEFV 曲线，肺功能诊断结果完全不同。测试 2 是患者做最大吸气至肺总量位，最大呼气至残气位，检查结果可靠，肺功能结果为轻度阻塞性通气功能障碍。

例⑱

女,63 岁,身高 164 cm,体重 53 kg,COPD 定期随访。

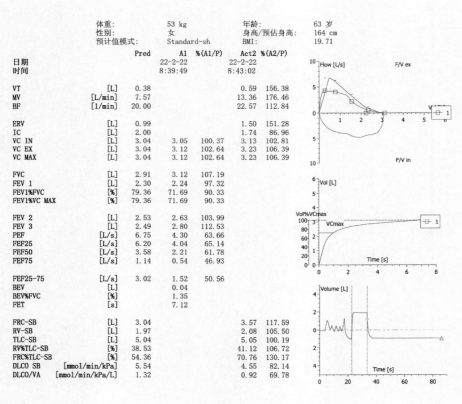

		体重:	53 kg	年龄:	63 岁	
		性别:	女	身高/预估身高:	164 cm	
		预计值模式:	Standard-sh	BMI:	19.71	

		Pred	A1	%(A1/P)	Act2	%(A2/P)
日期			22-2-22		22-2-22	
时间			8:39:49		8:43:02	
VT	[L]	0.38			0.59	156.38
MV	[L/min]	7.57			13.36	176.46
BF	[1/min]	20.00			22.57	112.84
ERV	[L]	0.99			1.50	151.28
IC	[L]	2.00			1.74	86.96
VC IN	[L]	3.04	3.05	100.37	3.13	102.81
VC EX	[L]	3.04	3.12	102.64	3.23	106.39
VC MAX	[L]	3.04	3.12	102.64	3.23	106.39
FVC	[L]	2.91	3.12	107.19		
FEV 1	[L]	2.30	2.24	97.32		
FEV1%FVC	[%]	79.36	71.69	90.33		
FEV1%VC MAX	[%]	79.36	71.69	90.33		
FEV 2	[L]	2.53	2.63	103.99		
FEV 3	[L]	2.49	2.80	112.53		
PEF	[L/s]	6.75	4.30	63.66		
FEF25	[L/s]	6.20	4.04	65.14		
FEF50	[L/s]	3.58	2.21	61.78		
FEF75	[L/s]	1.14	0.54	46.93		
FEF25-75	[L/s]	3.02	1.52	50.56		
BEV	[L]		0.04			
BEV%FVC	[%]		1.35			
FET	[s]		7.12			
FRC-SB	[L]	3.04			3.57	117.59
RV-SB	[L]	1.97			2.08	105.50
TLC-SB	[L]	5.04			5.05	100.19
RV%TLC-SB	[%]	38.53			41.12	106.72
FRC%TLC-SB	[%]	54.36			70.76	130.17
DLCO SB	[mmol/min/kPa]	5.54			4.55	82.14
DLCO/VA	[mmol/min/kPa/L]	1.32			0.92	69.78

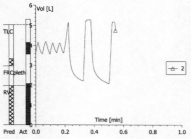

■ **MEFV 曲线特点**：呼气相降支末端向横轴凹陷，呼气有爆发力，外推容积 $<$ 5%FVC，肺功能检查合格。

■ **肺功能测定结果**：FEV_1/FVC、PEF、FEF_{25}、FEF_{50}、FEF_{75} 均下降，VC、FVC 均正常，FEV_1、RV、TLC、RV/TLC、D_LCO 均基本正常。

■ **肺功能诊断**：轻度阻塞性通气功能障碍；一氧化碳弥散量正常。

■ **解析**：患者 FEV_1/FVC 下降，提示有阻塞；FVC、VC、TLC 正常范围，提示没有限制，肺功能诊断为轻度阻塞性通气功能障碍，一氧化碳弥散量正常。本例和例 49、例 50 是同一个患者，后两者是失败病例，一起对比学习，了解患者检查过程中存在的问题及如何解决。同一个患者，同一个操作者指导，因配合程度不同，呈现的肺功能结果也不同，这说明规范化肺功能检查和质量控制很重要。

例㊾

女,63 岁,身高 164 cm,体重 53 kg,COPD 定期随访。

体重:	53 kg		年龄:	63 岁
性别:	女		身高/预估身高:	164 cm
预计值模式:	Standard-sh		BMI:	19.71

		Pred	A1	%(A1/P)	Act2	%(A2/P)
日期			22-2-22			
时间			8:39:49			
VT	[L]	0.38				
MV	[L/min]	7.57				
BF	[1/min]	20.00				
ERV	[L]	0.99				
IC	[L]	2.00				
VC IN	[L]	3.04	3.02	99.25		
VC EX	[L]	3.04	2.96	97.54		
VC MAX	[L]	3.04	3.02	99.25		
FVC	[L]	2.91	2.96	101.86		
FEV 1	[L]	2.30	2.01	87.51		
FEV1%FVC	[%]	79.36	67.83	85.47		
FEV1%VC MAX	[%]	79.36	66.66	84.00		
FEV 2	[L]	2.53	2.56	101.14		
FEV 3	[L]	2.49	2.73	109.71		
PEF	[L/s]	6.75	4.35	64.40		
FEF25	[L/s]	6.20	3.58	57.73		
FEF50	[L/s]	3.58	3.07	85.82		
FEF75	[L/s]	1.14	0.34	29.44		
FEF25-75	[L/s]	3.02	1.22	40.30		
BEV	[L]		0.03			
BEV%FVC	[%]		1.11			
FET	[s]		6.75			
FRC-SB	[L]	3.04				
RV-SB	[L]	1.97				
TLC-SB	[L]	5.04				
RV%TLC-SB	[%]	38.53				
FRC%TLC-SB	[%]	54.36				
DLCO SB	[mmol/min/kPa]	5.54				
DLCO/VA	[mmol/min/kPa/L]	1.32				

■ **解析**：肺功能质控不合格，检测结果无效。患者呼气第一秒内舌头堵塞肺功能咬口，呼气相降支出现锯齿状。经过肺功能技术员讲解，呼气时做最大爆发力，舌头放在肺功能咬口下方或缩在嘴巴后方，一口气将气呼至呼气末平台，合格的肺功能报告参见例48（配合较佳）。

例

女,63 岁,身高 164 cm,体重 53 kg,COPD 定期随访。

体重:		53 kg		年龄:	63 岁
性别:		女		身高/预估身高:	164 cm
预计值模式:		Standard-sh		BMI:	19.71

		Pred	A1	%(A1/P)	Act2	%(A2/P)
日期			22-2-22			
时间			8:39:49			
VT	[L]	0.38				
MV	[L/min]	7.57				
BF	[1/min]	20.00				
ERV	[L]	0.99				
IC	[L]	2.00				
VC IN	[L]	3.04	2.31	76.09		
VC EX	[L]	3.04	2.59	85.17		
VC MAX	[L]	3.04	2.59	85.17		
FVC	[L]	2.91	2.59	88.94		
FEV 1	[L]	2.30	2.11	91.69		
FEV1%FVC	[%]	79.36	81.40	102.57		
FEV1%VC MAX	[%]	79.36	81.40	102.57		
FEV 2	[L]	2.53	2.48	98.15		
FEV 3	[L]	2.49				
PEF	[L/s]	6.75	4.35	64.40		
FEF25	[L/s]	6.20	4.08	65.74		
FEF50	[L/s]	3.58	2.61	72.82		
FEF75	[L/s]	1.14	0.84	73.06		
FEF25-75	[L/s]	3.02	2.03	67.24		
BEV	[L]		0.04			
BEV%FVC	[%]		1.65			
FET	[s]		2.64			
FRC-SB	[L]	3.04				
RV-SB	[L]	1.97				
TLC-SB	[L]	5.04				
RV%TLC-SB	[%]	38.53				
FRC%TLC-SB	[%]	54.36				
DLCO SB	[mmol/min/kPa]	5.54				
DLCO/VA	[mmol/min/kPa/L]	1.32				

■ **解析**：此例属于不可接受测试，检测结果不可靠。MEFV 曲线是尽力吸气末在肺总量位置，用最大力量、最快速度呼气至残气容积位置所形成的流量-容积曲线，是判断气流受限、评价受试者配合程度和完成质量的常用图形之一。此例看似肺功能质量尚可，肺功能基本正常，实则对比例 48（配合较佳）图形，患者吸气不足、呼气时间过短，导致 FEV_1 和 FVC 偏低，肺功能检查时，验证数据的准确性和重复性尤为重要，肺功能质量等级判断标准详见例 7 中的表 7-1。

例⑤1

女,42 岁,身高 158 cm,体重 58 kg,因气喘于呼吸科就诊。

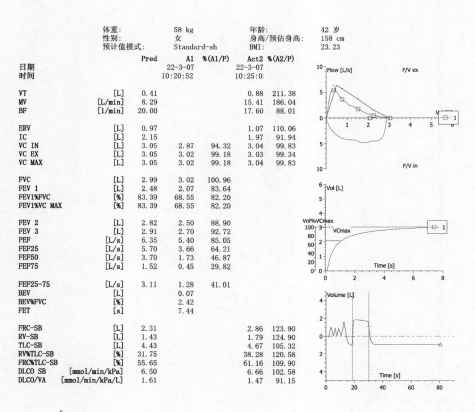

		体重:	58 kg			年龄:	42 岁
		性别:	女			身高/预估身高:	158 cm
		预计值模式:	Standard-sh			BMI:	23.23

		Pred	A1	%(A1/P)	Act2	%(A2/P)
日期			22-3-07		22-3-07	
时间			10:20:52		10:25:0	
VT	[L]	0.41			0.88	211.38
MV	[L/min]	8.29			15.41	186.04
BF	[1/min]	20.00			17.60	88.01
ERV	[L]	0.97			1.07	110.06
IC	[L]	2.15			1.97	91.94
VC IN	[L]	3.05	2.87	94.32	3.04	99.83
VC EX	[L]	3.05	3.02	99.18	3.03	99.34
VC MAX	[L]	3.05	3.02	99.18	3.04	99.83
FVC	[L]	2.99	3.02	100.96		
FEV 1	[L]	2.48	2.07	83.64		
FEV1%FVC	[%]	83.39	68.55	82.20		
FEV1%VC MAX	[%]	83.39	68.55	82.20		
FEV 2	[L]	2.82	2.50	88.90		
FEV 3	[L]	2.91	2.70	92.72		
PEF	[L/s]	6.35	5.40	85.05		
FEF25	[L/s]	5.70	3.66	64.21		
FEF50	[L/s]	3.70	1.73	46.87		
FEF75	[L/s]	1.52	0.45	29.82		
FEF25-75	[L/s]	3.11	1.28	41.01		
BEV	[L]		0.07			
BEV%FVC	[%]		2.42			
FET	[s]		7.44			
FRC-SB	[L]	2.31			2.86	123.90
RV-SB	[L]	1.43			1.79	124.90
TLC-SB	[L]	4.43			4.67	105.32
RV%TLC-SB	[%]	31.75			38.28	120.58
FRC%TLC-SB	[%]	55.65			61.16	109.90
DLCO SB	[mmol/min/kPa]	6.50			6.66	102.58
DLCO/VA	[mmol/min/kPa/L]	1.61			1.47	91.15

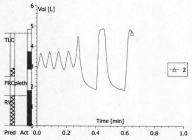

■ **MEFV 曲线特点**：呼气相降支向横轴凹陷，呼气有爆发力，外推容积＜5％ FVC，肺功能检查合格。

■ **肺功能测定结果**：FEV_1/FVC、FEF_{25}、FEF_{50}、FEF_{75} 均下降，FVC、D_LCO 正常，FEV_1、VC、TLC 均基本正常，RV、RV/TLC 均升高。

■ **肺功能诊断**：轻度阻塞性通气功能障碍；一氧化碳弥散量正常。

■ **解析**：FEV_1/FVC 下降，VC、TLC 正常，同时伴有 RV、RV/TLC 升高，$FEV_1\%＞70\%$，诊断为轻度阻塞性通气功能障碍。结合例 52、例 53、例 54、例 55，对比学习同一个受试者不同配合程度呈现的不同肺功能表现。

简单介绍 VC 与 FVC，VC 是指受试者深吸气后，做一次深慢呼气，呼气时间不受限制，是静态肺功能参数；而 FVC 则要求受试者深吸气后，必须做最快速度的呼气，受时间限制，是动态肺功能参数。实际肺功能测定时，用力完成 FVC 必然存在一定程度的气体压缩，VC、FVC 有微小差异，故 FVC 的预计值略低于 VC。

例52

女,42 岁,身高 158 cm,体重 58 kg,因气喘于呼吸科就诊。

			体重:	58 kg		年龄:	42 岁
			性别:	女		身高/预估身高:	158 cm
			预计值模式:	Standard-sh		BMI:	23.23
			Pred	A1	%(A1/P)	Act2	%(A2/P)
日期				22-3-07			
时间				10:20:52			
VT	[L]		0.41				
MV	[L/min]		8.29				
BF	[1/min]		20.00				
ERV	[L]		0.97				
IC	[L]		2.15				
VC IN	[L]		3.05	2.72	89.26		
VC EX	[L]		3.05	2.42	79.38		
VC MAX	[L]		3.05	2.72	89.26		
FVC	[L]		2.99	2.42	80.81		
FEV 1	[L]		2.48	1.82	73.34		
FEV1%FVC	[%]		83.39	75.09	90.06		
FEV1%VC MAX	[%]		83.39	66.78	80.09		
FEV 2	[L]		2.82	2.24	79.69		
FEV 3	[L]		2.91				
PEF	[L/s]		6.35	4.79	75.38		
FEF25	[L/s]		5.70	3.85	67.55		
FEF50	[L/s]		3.70	1.62	43.73		
FEF75	[L/s]		1.52	0.27	17.73		
FEF25-75	[L/s]		3.11	1.02	32.86		
BEV	[L]			0.05			
BEV%FVC	[%]			2.13			
FET	[s]			2.97			
FRC-SB	[L]		2.31				
RV-SB	[L]		1.43				
TLC-SB	[L]		4.43				
RV%TLC-SB	[%]		31.75				
FRC%TLC-SB	[%]		55.65				
DLCO SB	[mmol/min/kPa]		6.50				
DLCO/VA	[mmol/min/kPa/L]		1.61				

■ **解析：** 本例属于不可接受测试，不符合质控要求，结果不可靠。（1）FEV_1/FVC 和 FEV_1/VC_{max} 是同一个概念，均为一秒率。不同点在于 FEV_1/FVC 中分母为用力呼气肺活量 FVC，FEV_1/VC 中分母是 VC，而 VC 测定时有吸气时最大的气体容积（VC_{in}）和呼气时最大的气体容积（VC_{ex}）为肺活量，一定是最大的、慢的，VC_{max} 取两者较大值代表 VC。此报告中 VC_{in} 为 2.72 L，VC_{ex} 为 2.42 L，VC_{max} 则为 2.72 L，FVC 为 2.42 L，报告中 $FEV_1/FVC > FEV_1/VC_{max}$，应结合患者配合度和两者的数值综合考虑，临床上用得较多的是 FEV_1/FVC，不推荐使用 FEV_1/VC。

（2）患者呼气时间不足，呼气容量少，低估了 FEV_1 和 FVC 的真实值，未能呈现患者真实的肺功能水平，参见例 51（配合较佳）。

例⑤3

女,42岁,身高158 cm,体重58 kg,因气喘于呼吸科就诊。

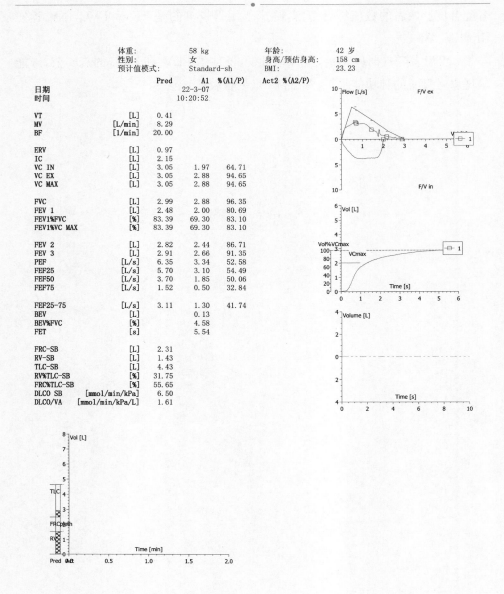

			体重:	58 kg		年龄:	42 岁
			性别:	女		身高/预估身高:	158 cm
			预计值模式:	Standard-sh		BMI:	23.23
			Pred	A1	%(A1/P)	Act2	%(A2/P)
日期				22-3-07			
时间				10:20:52			
VT	[L]		0.41				
MV	[L/min]		8.29				
BF	[1/min]		20.00				
ERV	[L]		0.97				
IC	[L]		2.15				
VC IN	[L]		3.05	1.97	64.71		
VC EX	[L]		3.05	2.88	94.65		
VC MAX	[L]		3.05	2.88	94.65		
FVC	[L]		2.99	2.88	96.35		
FEV 1	[L]		2.48	2.00	80.69		
FEV1%FVC	[%]		83.39	69.30	83.10		
FEV1%VC MAX	[%]		83.39	69.30	83.10		
FEV 2	[L]		2.82	2.44	86.71		
FEV 3	[L]		2.91	2.66	91.35		
PEF	[L/s]		6.35	3.34	52.58		
FEF25	[L/s]		5.70	3.10	54.49		
FEF50	[L/s]		3.70	1.85	50.06		
FEF75	[L/s]		1.52	0.50	32.84		
FEF25-75	[L/s]		3.11	1.30	41.74		
BEV	[L]			0.13			
BEV%FVC	[%]			4.58			
FET	[s]			5.54			
FRC-SB	[L]		2.31				
RV-SB	[L]		1.43				
TLC-SB	[L]		4.43				
RV%TLC-SB	[%]		31.75				
FRC%TLC-SB	[%]		55.65				
DLCO SB	[mmol/min/kPa]		6.50				
DLCO/VA	[mmol/min/kPa/L]		1.61				

■ **解析**：本例属于不可接受测试，不符合质控要求。呼气爆发力不足，没有PEF尖峰，呼气过程出现咳嗽，吸气不足，吸呼环未闭合，MEFV曲线形态圆顿。肺功能质控不合格，检测结果无效，参见例51(配合较佳)。

例 54

女,42 岁,身高 158 cm,体重 58 kg,因气喘于呼吸科就诊。

		体重:	58 kg		年龄:	42 岁
		性别:	女		身高/预估身高:	158 cm
		预计值模式:	Standard-sh		BMI:	23.23

		Pred	A1	%(A1/P)	Act2	%(A2/P)
日期			22-3-07			
时间			10:20:52			
VT	[L]	0.41				
MV	[L/min]	8.29				
BF	[1/min]	20.00				
ERV	[L]	0.97				
IC	[L]	2.15				
VC IN	[L]	3.05	2.94	96.39		
VC EX	[L]	3.05	2.94	96.65		
VC MAX	[L]	3.05	2.94	96.65		
FVC	[L]	2.99	2.94	98.38		
FEV 1	[L]	2.48	1.93	77.92		
FEV1%FVC	[%]	83.39	65.53	78.59		
FEV1%VC MAX	[%]	83.39	65.53	78.59		
FEV 2	[L]	2.82	2.39	85.05		
FEV 3	[L]	2.91	2.65	91.13		
PEF	[L/s]	6.35	5.43	85.38		
FEF25	[L/s]	5.70	3.33	58.44		
FEF50	[L/s]	3.70	1.25	33.69		
FEF75	[L/s]	1.52	0.52	34.15		
FEF25-75	[L/s]	3.11	1.02	32.69		
BEV	[L]		0.05			
BEV%FVC	[%]		1.72			
FET	[s]		6.05			
FRC-SB	[L]	2.31				
RV-SB	[L]	1.43				
TLC-SB	[L]	4.43				
RV%TLC-SB	[%]	31.75				
FRC%TLC-SB	[%]	55.65				
DLCO SB	[mmol/min/kPa]	6.50				
DLCO/VA	[mmol/min/kPa/L]	1.61				

■ **解析：** 本例属于不可接受测试，不符合质控要求。患者呼气在第二秒内，出现咳嗽，呼气相降支出现一个锯齿状。导致呼气曲线不光滑。从肺功能质控角度考虑，肺功能检查质控不合格。如果单从此例肺功能报告分析，质控不合格，肺功能检查受理解与配合能力、临床症状、病情严重度等因素影响，个别受试者虽检查动作不符合质控，但结果仍有助于指导临床诊疗。肺功能检查技术员应耐心解释、正确指导，最大限度引导患者正确配合，参见例51（配合较佳）。

例 55

女,42 岁,身高 158 cm,体重 58 kg,因气喘于呼吸科就诊。

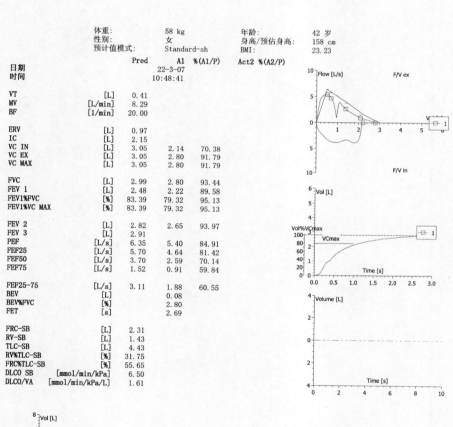

		体重:	58 kg		年龄:	42 岁
		性别:	女		身高/预估身高:	158 cm
		预计值模式:	Standard-sh		BMI:	23.23

日期 时间		Pred	A1 22-3-07 10:48:41	%(A1/P)	Act2 %(A2/P)
VT	[L]	0.41			
MV	[L/min]	8.29			
BF	[1/min]	20.00			
ERV	[L]	0.97			
IC	[L]	2.15			
VC IN	[L]	3.05	2.14	70.38	
VC EX	[L]	3.05	2.80	91.79	
VC MAX	[L]	3.05	2.80	91.79	
FVC	[L]	2.99	2.80	93.44	
FEV 1	[L]	2.48	2.22	89.58	
FEV1%FVC	[%]	83.39	79.32	95.13	
FEV1%VC MAX	[%]	83.39	79.32	95.13	
FEV 2	[L]	2.82	2.65	93.97	
FEV 3	[L]	2.91			
PEF	[L/s]	6.35	5.40	84.91	
FEF25	[L/s]	5.70	4.64	81.42	
FEF50	[L/s]	3.70	2.59	70.14	
FEF75	[L/s]	1.52	0.91	59.84	
FEF25-75	[L/s]	3.11	1.88	60.55	
BEV	[L]		0.08		
BEV%FVC	[%]		2.80		
FET	[s]		2.69		
FRC-SB	[L]	2.31			
RV-SB	[L]	1.43			
TLC-SB	[L]	4.43			
RV%TLC-SB	[%]	31.75			
FRC%TLC-SB	[%]	55.65			
DLCO SB	[mmol/min/kPa]	6.50			
DLCO/VA	[mmol/min/kPa/L]	1.61			

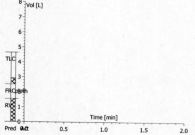

■ **解析：**此测试属于不可接受测试，存在的问题是患者呼气在第一秒内，出现舌头阻塞了一下咬口，MEFV 曲线呼气相降支出现一个锯齿状，呼气曲线不光滑。肺功能质控不合格，检测结果无效，参见例 51（配合较佳）。

肺功能报告解读的前提是评价肺功能检查的质量，其次才是判断检查结果是否正常。若质控不合格，测试曲线不可接受。

例56

男,69岁,身高165 cm,体重66 kg,抽烟60包年,戒烟5年,因呼吸困难于呼吸科就诊。

		体重:	66 kg		年龄:		69 岁
		性别:	男		身高/预估身高:		165 cm
		预计值模式:	Standard-sh		BMI:		24.24

		Pred	A1	%(A1/P)	Act2	%(A2/P)
日期			22-3-07		22-3-07	
时间			9:32:51		9:34:05	
VT	[L]	0.47			0.87	184.61
MV	[L/min]	9.43			22.65	240.20
BF	[1/min]	20.00			26.02	130.11
ERV	[L]	1.12			1.01	90.09
IC	[L]	2.59			2.16	83.27
VC IN	[L]	3.69	3.06	82.89	3.17	85.73
VC EX	[L]	3.69	3.04	82.38	3.16	85.65
VC MAX	[L]	3.69	3.06	82.89	3.17	85.73
FVC	[L]	3.55	3.04	85.80		
FEV 1	[L]	2.74	1.31	47.55		
FEV1%FVC	[%]	76.63	42.89	55.97		
FEV1%VC MAX	[%]	76.63	42.62	55.62		
FEV 2	[L]	2.84	1.79	63.12		
FEV 3	[L]	2.82	2.10	74.58		
PEF	[L/s]	8.74	4.21	48.19		
FEF25	[L/s]	7.36	1.15	15.69		
FEF50	[L/s]	3.92	0.48	12.26		
FEF75	[L/s]	1.01	0.21	20.77		
FEF25-75	[L/s]	2.95	0.44	14.95		
BEV	[L]		0.02			
BEV%FVC	[%]		0.75			
FET	[s]		8.96			
FRC-SB	[L]	3.21			3.11	96.99
RV-SB	[L]	2.11			2.10	99.53
TLC-SB	[L]	5.79			5.21	89.88
RV%TLC-SB	[%]	37.35			40.38	108.11
FRC%TLC-SB	[%]	55.57			59.75	107.51
DLCO SB	[mmol/min/kPa]	7.09			3.87	54.57
DLCO/VA	[mmol/min/kPa/L]	1.37			0.76	55.83

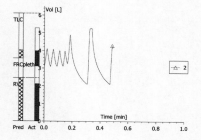

■ **MEFV 曲线特点**：呼气相降支向横轴凹陷，呼气有爆发力，外推容积<5％ FVC，肺功能检查合格。

■ **肺功能测定结果**：FEV_1、FEV_1/FVC、PEF、FEF_{25}、FEF_{50}、FEF_{75}、D_LCO 均下降，VC、FVC、RV、TLC、RV/TLC 均基本正常。

■ **肺功能诊断**：重度阻塞性通气功能障碍；一氧化碳弥散量中度降低。

■ **解析**：患者 FEV_1/FVC 降低（考虑阻塞），VC、FVC、TLC 属于正常范围（排除限制），MEFV 曲线向横轴凹陷，属于典型的阻塞性通气功能障碍。许多不同疾病可有相似的肺功能损害，必须与临床症状、体征、其他实验室检查和影像学资料相结合来对疾病进行诊断。

例57

男,69岁,身高165 cm,体重66 kg,抽烟60包年,戒烟5年,因呼吸困难于呼吸科就诊。

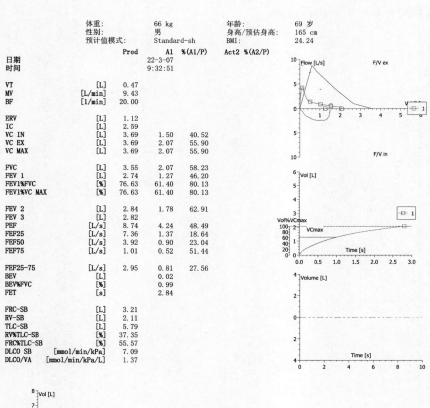

		体重:	66 kg		年龄:		69 岁
		性别:	男		身高/预估身高:		165 cm
		预计值模式:	Standard-sh		BMI:		24.24
		Pred	A1	%(A1/P)	Act2	%(A2/P)	
日期			22-3-07				
时间			9:32:51				
VT	[L]	0.47					
MV	[L/min]	9.43					
BF	[1/min]	20.00					
ERV	[L]	1.12					
IC	[L]	2.59					
VC IN	[L]	3.69	1.50	40.52			
VC EX	[L]	3.69	2.07	55.90			
VC MAX	[L]	3.69	2.07	55.90			
FVC	[L]	3.55	2.07	58.23			
FEV 1	[L]	2.74	1.27	46.20			
FEV1%FVC	[%]	76.63	61.40	80.13			
FEV1%VC MAX	[%]	76.63	61.40	80.13			
FEV 2	[L]	2.84	1.78	62.91			
FEV 3	[L]	2.82					
PEF	[L/s]	8.74	4.24	48.49			
FEF25	[L/s]	7.36	1.37	18.64			
FEF50	[L/s]	3.92	0.90	23.04			
FEF75	[L/s]	1.01	0.52	51.44			
FEF25-75	[L/s]	2.95	0.81	27.56			
BEV	[L]		0.02				
BEV%FVC	[%]		0.99				
FET	[s]		2.84				
FRC-SB	[L]	3.21					
RV-SB	[L]	2.11					
TLC-SB	[L]	5.79					
RV%TLC-SB	[%]	37.35					
FRC%TLC-SB	[%]	55.57					
DLCO SB	[mmol/min/kPa]	7.09					
DLCO/VA	[mmol/min/kPa/L]	1.37					

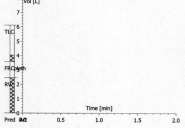

■ **解析**：本例属于不可接受测试，不符合质控要求。从图形上看，肺功能质控尚可；从数据上分析，初步可以考虑为重度混合性通气功能障碍。对比例 56 可知，患者做肺功能检查时，存在吸气不足和呼气时间不足问题，造成混合的假象。肺功能质控不合格，检查结果无效。

一般来说，常规肺功能检查时，肺功能检查技术员应按照质量控制的要求，呼气时间 6 秒以上或呼气末出现平台 1 秒以上，特殊类型除外（间质性肺疾病、胸腔积液、肥胖等）。

例58

男,64 岁,身高 169 cm,体重 68 kg,抽烟 30 包年,戒烟 3 年,COPD 定期随访。

		体重:	68 kg	年龄:	64 岁
		性别:	男	身高/预估身高:	169 cm
		预计值模式:	Standard-sh	BMI:	23.81

日期 时间		Pred	A1 22-3-07 8:49:14	%(A1/P)	Act2 22-3-07 8:52:32	%(A2/P)
VT	[L]	0.49			0.97	200.18
MV	[L/min]	9.71			23.39	240.77
BF	[1/min]	20.00			24.05	120.27
ERV	[L]	1.25			1.00	80.23
IC	[L]	2.74			3.07	112.19
VC IN	[L]	3.98	4.11	103.39	3.93	98.84
VC EX	[L]	3.98	4.24	106.55	4.08	102.41
VC MAX	[L]	3.98	4.24	106.55	4.08	102.41
FVC	[L]	3.83	4.24	110.65		
FEV 1	[L]	3.03	1.66	54.94		
FEV1%FVC	[%]	77.50	39.21	50.59		
FEV1%VC MAX	[%]	77.50	39.21	50.59		
FEV 2	[L]	3.24	2.35	72.66		
FEV 3	[L]	3.18	2.86	89.78		
PEF	[L/s]	9.13	5.41	59.29		
FEF25	[L/s]	7.69	1.41	18.33		
FEF50	[L/s]	4.24	0.66	15.57		
FEF75	[L/s]	1.29	0.30	23.32		
FEF25-75	[L/s]	3.30	0.60	18.18		
BEV	[L]		0.07			
BEV%FVC	[%]		1.57			
FET	[s]		9.35			
FRC-SB	[L]	3.36			3.13	93.25
RV-SB	[L]	2.12			2.13	100.39
TLC-SB	[L]	6.08			6.22	102.18
RV%TLC-SB	[%]	35.56			34.21	96.21
FRC%TLC-SB	[%]	53.57			50.35	94.00
DLCO SB	[mmol/min/kPa]	7.52			4.72	62.75
DLCO/VA	[mmol/min/kPa/L]	1.39			0.78	56.02

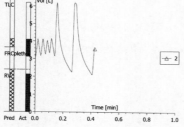

■ **MEFV 曲线特点**：呼气相降支向横轴凹陷，呼气有爆发力，外推容积＜5％ FVC，肺功能检查合格。

■ **肺功能测定结果**：FEV_1、FEV_1/FVC、PEF、FEF_{25}、FEF_{50}、FEF_{75}、D_LCO 均下降，VC、FVC 均正常，RV、TLC、RV/TLC 均基本正常。

■ **肺功能诊断**：中重度阻塞性通气功能障碍；一氧化碳弥散量轻度降低。

■ **解析**：本例为典型的中重度阻塞性通气功能障碍，和例 59、例 60、例 61、例 62 是同一个患者，因患者配合程度不同，肺功能结果的类型和程度不同，可以对比学习检查过程中存在的问题及如何解决。

例 59

男,64 岁,身高 169 cm,体重 68 kg,抽烟 30 包年,戒烟 3 年,COPD 定期随访。

		体重:	68 kg		年龄:		64 岁
		性别:	男		身高/预估身高:		169 cm
		预计值模式:	Standard-sh		BMI:		23.81
		Pred	A1	%(A1/P)	Act2	%(A2/P)	
日期			22-3-07				
时间			8:49:14				
VT	[L]	0.49					
MV	[L/min]	9.71					
BF	[1/min]	20.00					
ERV	[L]	1.25					
IC	[L]	2.74					
VC IN	[L]	3.98	2.84	71.35			
VC EX	[L]	3.98	3.73	93.66			
VC MAX	[L]	3.98	3.73	93.66			
FVC	[L]	3.83	3.73	97.26			
FEV 1	[L]	3.03	1.89	62.61			
FEV1%FVC	[%]	77.50	50.83	65.59			
FEV1%VC MAX	[%]	77.50	50.83	65.59			
FEV 2	[L]	3.24	2.57	79.30			
FEV 3	[L]	3.18	2.99	93.81			
PEF	[L/s]	9.13	2.91	31.81			
FEF25	[L/s]	7.69	2.74	35.65			
FEF50	[L/s]	4.24	0.94	22.17			
FEF75	[L/s]	1.29	0.42	32.65			
FEF25-75	[L/s]	3.30	0.86	26.18			
BEV	[L]		0.10				
BEV%FVC	[%]		2.81				
FET	[s]		6.73				
FRC-SB	[L]	3.36					
RV-SB	[L]	2.12					
TLC-SB	[L]	6.08					
RV%TLC-SB	[%]	35.56					
FRC%TLC-SB	[%]	53.57					
DLCO SB	[mmol/min/kPa]	7.52					
DLCO/VA	[mmol/min/kPa/L]	1.39					

■ **解析**：MEFV 曲线圆顿，没有 PEF 尖峰，呼气爆发力不足，同时存在吸气不足等问题。肺功能质控不合格，属于不可接受测试。

此例患者用力不佳，爆发力不足，对比例 58（配合较佳）数据，结果是 FVC、PEF 等指标偏低，但 FEV_1、FEV_2、FEV_3、FEF_{25}、FEF_{50}、FEF_{75}、$FEF_{25\sim75}$ 指标偏高，这是因为气流阻塞严重的患者，适当减少用力，尽管降低高容积的流量，但可能减轻中、低容积的气道陷闭，反而增大低容积流量。对于中等程度的气流阻塞或肺弹性减退的患者而言，在高容积位置，气道扩张，流量主要与用力有关；在低容积位置，气道出现明显阻塞或陷闭，此时流量主要与疾病本身有关。

例⑥⓪

男,64 岁,身高 169 cm,体重 68 kg,抽烟 30 包年,戒烟 3 年,COPD 定期随访。

体重:	68 kg	年龄:	64 岁
性别:	男	身高/预估身高:	169 cm
预计值模式:	Standard-sh	BMI:	23.81

		Pred	A1	%(A1/P)	Act2	%(A2/P)
日期			22-3-07			
时间			8:49:14			
VT	[L]	0.49				
MV	[L/min]	9.71				
BF	[1/min]	20.00				
ERV	[L]	1.25				
IC	[L]	2.74				
VC IN	[L]	3.98	3.73	93.79		
VC EX	[L]	3.98	3.87	97.11		
VC MAX	[L]	3.98	3.87	97.11		
FVC	[L]	3.83	3.87	100.84		
FEV 1	[L]	3.03	1.76	58.28		
FEV1%FVC	[%]	77.50	45.64	58.89		
FEV1%VC MAX	[%]	77.50	45.64	58.89		
FEV 2	[L]	3.24	2.46	76.06		
FEV 3	[L]	3.18	2.90	91.13		
PEF	[L/s]	9.13	4.33	47.41		
FEF25	[L/s]	7.69	1.74	22.58		
FEF50	[L/s]	4.24	0.80	18.87		
FEF75	[L/s]	1.29	0.34	26.43		
FEF25-75	[L/s]	3.30	0.72	21.78		
BEV	[L]		0.05			
BEV%FVC	[%]		1.28			
FET	[s]		7.38			
FRC-SB	[L]	3.36				
RV-SB	[L]	2.12				
TLC-SB	[L]	6.08				
RV%TLC-SB	[%]	35.56				
FRC%TLC-SB	[%]	53.57				
DLCO SB	[mmol/min/kPa]	7.52				
DLCO/VA	[mmol/min/kPa/L]	1.39				

■ **解析**：此例属于不可接受测试，不符合质控要求。此份报告需要与例58（配合较佳）一起分析比较，单从流量-容积曲线和肺功能数据分析，似乎没有问题。但对比发现，患者最大呼气 FEV_1、FVC、PEF 等指标结果不同，这取决于用力配合程度和呼气时间，再次强调肺功能检查的重复性和准确性。关于最佳与次佳值的关系，同时也说明在明显气流阻塞患者中，适当降低用力，高容积流量下降；但中、低容积时气道陷闭或阻塞减轻，流量反而增大。

例 61

男,64 岁,身高 169 cm,体重 68 kg,抽烟 30 包年,戒烟 3 年,COPD 定期随访。

		体重:	68 kg		年龄:	64 岁
		性别:	男		身高/预估身高:	169 cm
		预计值模式:	Standard-sh		BMI:	23.81

日期 时间		Pred	A1 22-3-07 8:49:14	%(A1/P)	Act2	%(A2/P)
VT	[L]	0.49				
MV	[L/min]	9.71				
BF	[1/min]	20.00				
ERV	[L]	1.25				
IC	[L]	2.74				
VC IN	[L]	3.98	3.09	77.63		
VC EX	[L]	3.98	3.02	75.75		
VC MAX	[L]	3.98	3.09	77.63		
FVC	[L]	3.83	3.02	78.66		
FEV 1	[L]	3.03	1.70	56.23		
FEV1%FVC	[%]	77.50	56.45	72.84		
FEV1%VC MAX	[%]	77.50	55.08	71.07		
FEV 2	[L]	3.24	2.24	69.14		
FEV 3	[L]	3.18	2.82	88.64		
PEF	[L/s]	9.13	4.82	52.81		
FEF25	[L/s]	7.69	2.08	27.07		
FEF50	[L/s]	4.24	0.95	22.33		
FEF75	[L/s]	1.29	0.65	50.27		
FEF25-75	[L/s]	3.30	0.82	24.91		
BEV	[L]		0.08			
BEV%FVC	[%]		2.80			
FET	[s]		3.47			
FRC-SB	[L]	3.36				
RV-SB	[L]	2.12				
TLC-SB	[L]	6.08				
RV%TLC-SB	[%]	35.56				
FRC%TLC-SB	[%]	53.57				
DLCO SB	[mmol/min/kPa]	7.52				
DLCO/VA	[mmol/min/kPa/L]	1.39				

■ **解析**：患者做最大流量–容积曲线时，在第二秒内存在咳嗽且呼气时间未达到 6 秒，呼气末平台未出现，导致呼气流量低于真实值，参见例 58（配合较佳）。肺功能质控不合格，属于不可接受测试。

例⑥②

男,64 岁,身高 169 cm,体重 68 kg,抽烟 30 包年,戒烟 3 年,COPD 定期随访。

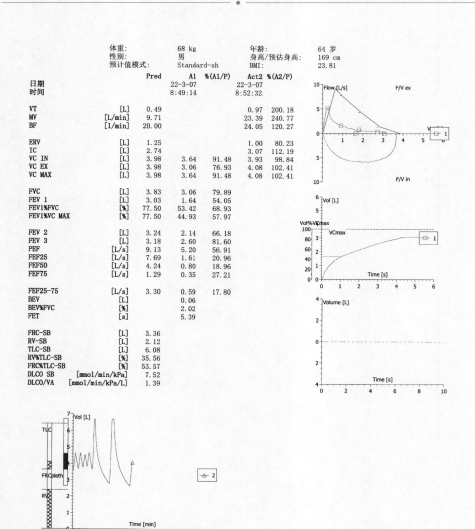

		Pred	A1	%(A1/P)	Act2	%(A2/P)
体重:		68 kg			年龄:	64 岁
性别:		男			身高/预估身高:	169 cm
预计值模式:		Standard-sh			BMI:	23.81
日期			22-3-07		22-3-07	
时间			8:49:14		8:52:32	
VT	[L]	0.49			0.97	200.18
MV	[L/min]	9.71			23.39	240.77
BF	[1/min]	20.00			24.05	120.27
ERV	[L]	1.25			1.00	80.23
IC	[L]	2.74			3.07	112.19
VC IN	[L]	3.98	3.64	91.48	3.93	98.84
VC EX	[L]	3.98	3.06	76.93	4.08	102.41
VC MAX	[L]	3.98	3.64	91.48	4.08	102.41
FVC	[L]	3.83	3.06	79.89		
FEV 1	[L]	3.03	1.64	54.05		
FEV1%FVC	[%]	77.50	53.42	68.93		
FEV1%VC MAX	[%]	77.50	44.93	57.97		
FEV 2	[L]	3.24	2.14	66.18		
FEV 3	[L]	3.18	2.60	81.60		
PEF	[L/s]	9.13	5.20	56.91		
FEF25	[L/s]	7.69	1.61	20.96		
FEF50	[L/s]	4.24	0.80	18.96		
FEF75	[L/s]	1.29	0.35	27.21		
FEF25-75	[L/s]	3.30	0.59	17.80		
BEV	[L]		0.06			
BEV%FVC	[%]		2.02			
FET	[s]		5.39			
FRC-SB	[L]	3.36				
RV-SB	[L]	2.12				
TLC-SB	[L]	6.08				
RV%TLC-SB	[%]	35.56				
FRC%TLC-SB	[%]	53.57				
DLCO SB	[mmol/min/kPa]	7.52				
DLCO/VA	[mmol/min/kPa/L]	1.39				

■ **解析**：患者做最大流量-容积曲线时，呼气有爆发力，外推容积＜0.15 L，存在呼气中断的问题，从 V－T 曲线可知，患者呼气 4 秒后，呼气流量突然降为 0，呼气未完全吹光，对比例 58 可知，此测试的 FVC 明显低于配合较佳的 FVC，导致 FEV_1/FVC 偏高。呼气未达到 6 秒，呼气末未出现平台，属于不可接受测试，肺功能质控不合格，检查结果无效，参见例 58（配合较佳）。

例⑥

男,52 岁,身高 170 cm,体重 59 kg,因气急于呼吸科就诊。

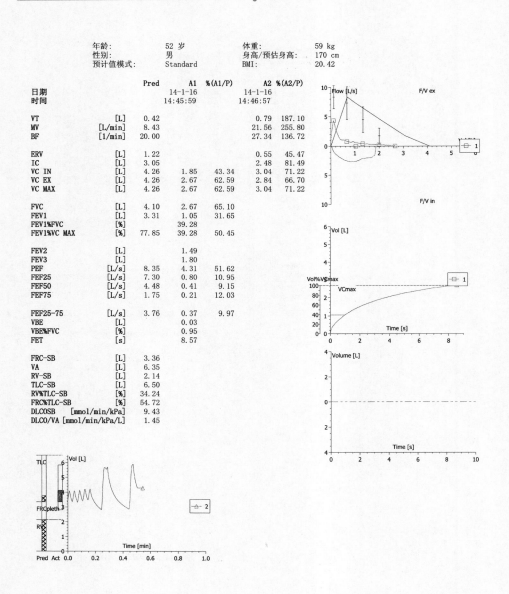

		年龄:	52 岁			体重:		59 kg
		性别:	男			身高/预估身高:		170 cm
		预计值模式:	Standard			BMI:		20.42

		Pred	A1	%(A1/P)	A2	%(A2/P)
日期			14-1-16		14-1-16	
时间			14:45:59		14:46:57	
VT	[L]	0.42			0.79	187.10
MV	[L/min]	8.43			21.56	255.80
BF	[1/min]	20.00			27.34	136.72
ERV	[L]	1.22			0.55	45.47
IC	[L]	3.05			2.48	81.49
VC IN	[L]	4.26	1.85	43.34	3.04	71.22
VC EX	[L]	4.26	2.67	62.59	2.84	66.70
VC MAX	[L]	4.26	2.67	62.59	3.04	71.22
FVC	[L]	4.10	2.67	65.10		
FEV1	[L]	3.31	1.05	31.65		
FEV1%FVC	[%]		39.28			
FEV1%VC MAX	[%]	77.85	39.28	50.45		
FEV2	[L]		1.49			
FEV3	[L]		1.80			
PEF	[L/s]	8.35	4.31	51.62		
FEF25	[L/s]	7.30	0.80	10.95		
FEF50	[L/s]	4.48	0.41	9.15		
FEF75	[L/s]	1.75	0.21	12.03		
FEF25-75	[L/s]	3.76	0.37	9.97		
VBE	[L]		0.03			
VBE%FVC	[%]		0.95			
FET	[s]		8.57			
FRC-SB	[L]	3.36				
VA	[L]	6.35				
RV-SB	[L]	2.14				
TLC-SB	[L]	6.50				
RV%TLC-SB	[%]	34.24				
FRC%TLC-SB	[%]	54.72				
DLCOSB	[mmol/min/kPa]	9.43				
DLCO/VA	[mmol/min/kPa/L]	1.45				

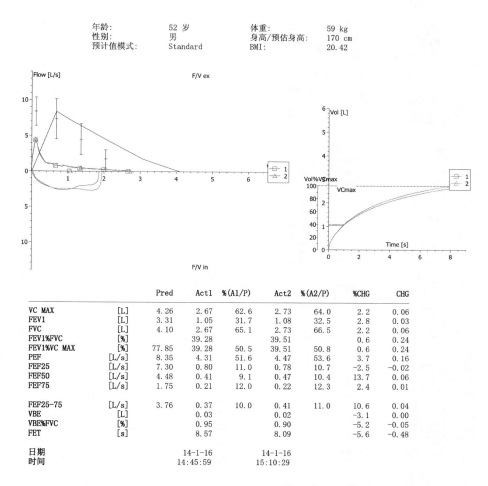

年龄：	52 岁	体重：	59 kg
性别：	男	身高/预估身高：	170 cm
预计值模式：	Standard	BMI：	20.42

		Pred	Act1	%(A1/P)	Act2	%(A2/P)	%CHG	CHG
VC MAX	[L]	4.26	2.67	62.6	2.73	64.0	2.2	0.06
FEV1	[L]	3.31	1.05	31.7	1.08	32.5	2.8	0.03
FVC	[L]	4.10	2.67	65.1	2.73	66.5	2.2	0.06
FEV1%FVC	[%]		39.28		39.51		0.6	0.24
FEV1%VC MAX	[%]	77.85	39.28	50.5	39.51	50.8	0.6	0.24
PEF	[L/s]	8.35	4.31	51.6	4.47	53.6	3.7	0.16
FEF25	[L/s]	7.30	0.80	11.0	0.78	10.7	-2.5	-0.02
FEF50	[L/s]	4.48	0.41	9.1	0.47	10.4	13.7	0.06
FEF75	[L/s]	1.75	0.21	12.0	0.22	12.3	2.4	0.01
FEF25-75	[L/s]	3.76	0.37	10.0	0.41	11.0	10.6	0.04
VBE	[L]		0.03		0.02		-3.1	0.00
VBE%FVC	[%]		0.95		0.90		-5.2	-0.05
FET	[s]		8.57		8.09		-5.6	-0.48
日期			14-1-16		14-1-16			
时间			14:45:59		15:10:29			

■ **MEFV 曲线特点**：呼气相降支向横轴凹陷，呼气有爆发力，外推容积＜0.15 L，肺功能检查合格。

■ **肺功能测定结果**：VC、FVC、FEV_1、FEV_1/FVC、PEF、FEF_{25}、FEF_{50}、FEF_{75}下降，RV、TLC、RV/TLC 升高；支气管舒张试验阴性。

■ **肺功能诊断**：极重度阻塞性通气功能障碍；支气管舒张试验阴性。

■ **解析**：患者常规肺功能检查的肺总量采用体容积描记法测定，体容积描记法（简称体描法）是目前测定肺容积的最精确的方法，是经典的肺容积测定技术，也是测定气道阻力的最可靠方法。体积描记法测定的是胸腔内可被压缩的所有气体容积，除了与气道沟通的肺容量，还包括了无通气肺区的肺容积，如肺大疱和气道陷闭滞留的气量等。因此，体积描记法测定肺容量的结果更为准确，目前

年龄:	52 岁		体重:	59 kg
性别:	男		身高/预估身高:	170 cm
预计值模式:	Standard		BMI:	20.42

		预计值	测试1	测1/预	测试2	测2/预	测试3	测3/预
日期			14-1-16					
时间			14:52:5					
SR tot	[kPa*s]	1.18	2.32	197.1				
SR eff	[kPa*s]	1.18	2.00	170.1				
R eff	[kPa*s/L]	0.30	0.32	106.7				
R EX	[kPa*s/L]		0.52					
VT	[L]	0.42	0.68	161.1				
FRCpleth	[L]	3.36	5.91	176.2				
ERV	[L]	1.22	0.63	52.1				
RV	[L]	2.14	5.28	246.6				
TLC	[L]	6.50	8.45	129.9				
RV % TLC	[%]	34.24	62.47	182.5				
VC	[L]	4.26	3.17	74.4				
MV	[L/min]	8.43	12.74	151.2				

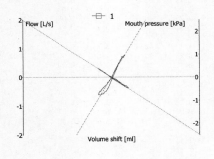
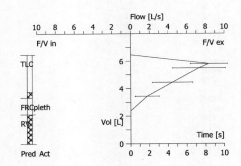

认为是肺容量检查的"金标准",并具有测试速度快,测试完成一次后可马上重复测试等优点。但在严重气流阻塞时由于口腔压低于肺泡压,测得的 FRC 可能高于真实值。且仪器设备费用高、占地面积大、设备复杂,暂时未能在基层医院推广应用。

此报告中 RV、TLC 和气道阻力是通过体积描记仪检测的。此报告中,TLC 占预计值的 129.9%,肺功能报告为单纯的极重度阻塞性通气功能障碍,支气管舒张试验阴性。

可以发现,患者 FVC 及 FEV_1 降低程度较为明显,在使用支气管舒张剂后,两者均无明显改善,虽然 TLC 和 RV 显著增高,仍需要结合临床症状及影像学改变,寻找 FVC 下降的原因。

例 64

男,64 岁,身高 176 cm,体重 65 kg,肺占位性病变,拟行手术治疗,术前评估。

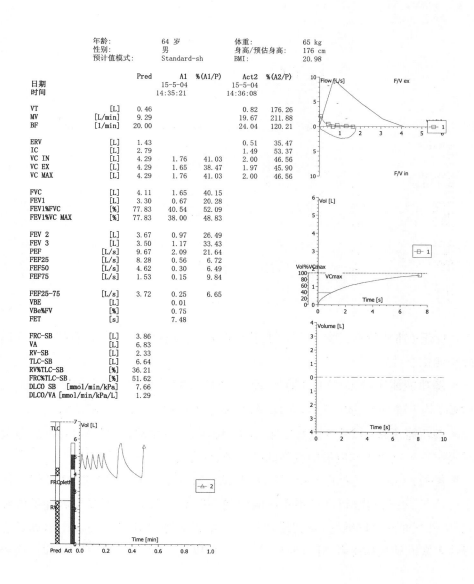

			Pred	A1	%(A1/P)	Act2	%(A2/P)
年龄:			64 岁			体重:	65 kg
性别:			男			身高/预估身高:	176 cm
预计值模式:			Standard-sh			BMI:	20.98
日期				15-5-04		15-5-04	
时间				14:35:21		14:36:08	
VT		[L]	0.46			0.82	176.26
MV		[L/min]	9.29			19.67	211.88
BF		[1/min]	20.00			24.04	120.21
ERV		[L]	1.43			0.51	35.47
IC		[L]	2.79			1.49	53.37
VC IN		[L]	4.29	1.76	41.03	2.00	46.56
VC EX		[L]	4.29	1.65	38.47	1.97	45.90
VC MAX		[L]	4.29	1.76	41.03	2.00	46.56
FVC		[L]	4.11	1.65	40.15		
FEV1		[L]	3.30	0.67	20.28		
FEV1%FVC		[%]	77.83	40.54	52.09		
FEV1%VC MAX		[%]	77.83	38.00	48.83		
FEV 2		[L]	3.67	0.97	26.49		
FEV 3		[L]	3.50	1.17	33.43		
PEF		[L/s]	9.67	2.09	21.64		
FEF25		[L/s]	8.28	0.56	6.72		
FEF50		[L/s]	4.62	0.30	6.49		
FEF75		[L/s]	1.53	0.15	9.84		
FEF25-75		[L/s]	3.72	0.25	6.65		
VBE		[L]		0.01			
VBe%FV		[%]		0.75			
FET		[s]		7.48			
FRC-SB		[L]	3.86				
VA		[L]	6.83				
RV-SB		[L]	2.33				
TLC-SB		[L]	6.64				
RV%TLC-SB		[%]	36.21				
FRC%TLC-SB		[%]	51.62				
DLCO SB	[mmol/min/kPa]		7.66				
DLCO/VA	[mmol/min/kPa/L]		1.29				

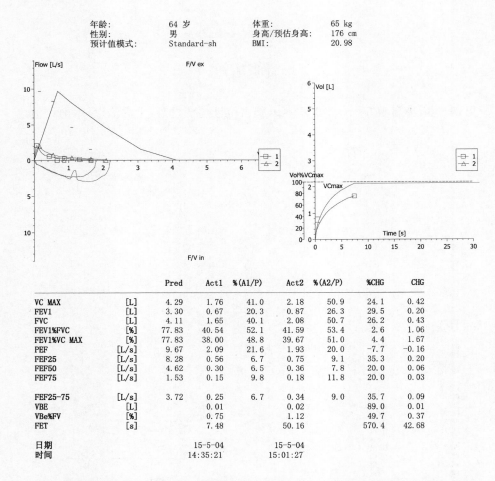

		Pred	Act1	%(A1/P)	Act2	%(A2/P)	%CHG	CHG
VC MAX	[L]	4.29	1.76	41.0	2.18	50.9	24.1	0.42
FEV1	[L]	3.30	0.67	20.3	0.87	26.3	29.5	0.20
FVC	[L]	4.11	1.65	40.1	2.08	50.7	26.2	0.43
FEV1%FVC	[%]	77.83	40.54	52.1	41.59	53.4	2.6	1.06
FEV1%VC MAX	[%]	77.83	38.00	48.8	39.67	51.0	4.4	1.67
PEF	[L/s]	9.67	2.09	21.6	1.93	20.0	-7.7	-0.16
FEF25	[L/s]	8.28	0.56	6.7	0.75	9.1	35.3	0.20
FEF50	[L/s]	4.62	0.30	6.5	0.36	7.8	20.0	0.06
FEF75	[L/s]	1.53	0.15	9.8	0.18	11.8	20.0	0.03
FEF25-75	[L/s]	3.72	0.25	6.7	0.34	9.0	35.7	0.09
VBE	[L]		0.01		0.02		89.0	0.01
VBe%FV	[%]		0.75		1.12		49.7	0.37
FET	[s]		7.48		50.16		570.4	42.68
日期			15-5-04		15-5-04			
时间			14:35:21		15:01:27			

■ **MEFV 曲线特点**：呼气相降支向横轴凹陷,呼气有爆发力,外推容积＜0.15 L,肺功能检查合格。

■ **肺功能测定结果**：VC、FVC、FEV_1、FEV_1/FVC、PEF、FEF_{25}、FEF_{50}、FEF_{75}、D_LCO 均下降,RV、RV/TLC 升高,TLC 基本正常;支气管舒张试验阳性。

■ **肺功能诊断**：极重度阻塞性通气功能障碍;一氧化碳弥散量轻度降低(重复呼吸法);一氧化碳弥散量中度降低(校正值);支气管舒张试验阳性。

■ **解析**：(1) 受试者的 FVC 和 VC 测试值有一定的差值,FVC＜VC。① 测定时,FVC 受时间限制,VC 不受时间限制。理论上来说,只要受试者能够继续呼气,呼气时间可以继续,直到出现呼气末平台或呼气流速＜25 mL/s,如重度慢性阻塞性肺疾病患者,呼气时间可以 15 秒以上。② 进行 FVC 测定时,胸腔

年龄:	64 岁		体重:	65 kg
性别:	男		身高/预估身高:	176 cm
预计值模式:	Standard-sh		BMI:	20.98

日期		Pred	Act1 15-5-04	%(Act1/Pr	Act2	Act3
DLCOrb	[mmol/min/kPa]	2.81	2.04	72.8		
DLCOc	[mmol/min/kPa]	2.81	1.17	41.6		
DLCO/VA	[mmol/min/kPa/L]	0.76	0.43	56.2		
DLCOc/VA	[mmol/min/kPa/L]	0.76	0.24	32.1		
Alveol. ventil	[l/min]	5.15	12.27	238.5		
VA rb	[l]	3.63	4.77	131.4		
RV-He	[L]	2.33	3.67	157.6		
FRC-He	[L]	3.86	4.29	111.1		
TLC-He	[L]	6.64	5.86	88.3		
RV % TLC-He	[%]	36.21	62.64	173.0		
FRC % TLC-He	[%]	51.62	73.11	141.6		
VC MAX	[L]	4.29	2.00	46.6		

压力增高,会导致小气道提前关闭,气体陷闭,FVC<VC。③ FVC 的计算,是去除闭合容积之后,开始计算的,从理论上来讲,FVC 是略小于 VC 的。

(2)受试者常规肺功能检查的弥散功能和肺总量指标采用的是重复呼吸法测定。受试者在自然状态下完成测定,可适用于各种情况,对于通气、血流分布及肺容积变化的影响较不敏感,即单次呼吸法不能测定的受试者可通过重复呼吸法完成。缺点是缺乏高度标准化的要求,测定时间较长。在气流阻塞严重时,重复呼吸法需要更长的时间进行气体平衡,甚至可超过 7 分钟,容易漏气,且在短时间内无法进行第二次测定,无法进行重复性判定。

此份报告中 TLC 为 88.3%,则肺功能为单纯的极重度阻塞性通气功能障碍,使用支气管舒张剂后 FEV_1% 是 26.3%,手术有极大风险;有条件的单位可以行心肺功能运动试验(CPET),若 VO_{2max}<10 mL/(kg·min)或<35%预计

值,属于高风险组,不推荐手术。根据指南,若推测术后 $FEV_1 < 0.8$ L,则极易发生高碳酸血症,故必须在准备充足的情况下考虑手术,否则不宜手术,特别是胸部和上腹部手术。若用实测值占预计值的百分比表示,则术后 $FEV_1 < 40\%$ 是胸部术后发生并发症的独立影响因素(手术风险详见例 23)。

例 65

男,59 岁,身高 168 cm,体重 55 kg,因气喘于呼吸科就诊。

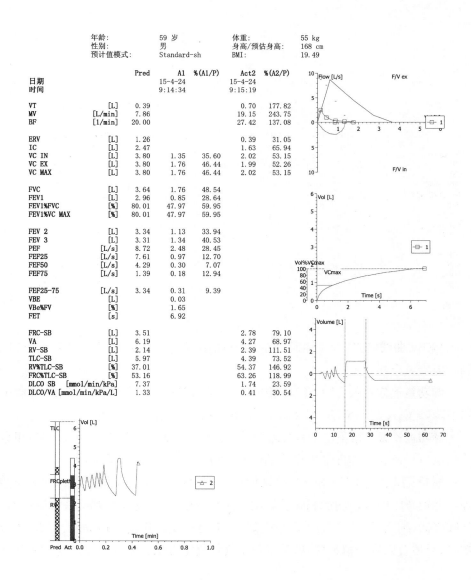

	年龄:	59 岁		体重:	55 kg
性别:	男		身高/预估身高:	168 cm
预计值模式:	Standard-sh		BMI:	19.49

		Pred	A1	%(A1/P)	Act2	%(A2/P)
日期			15-4-24		15-4-24	
时间			9:14:34		9:15:19	
VT	[L]	0.39			0.70	177.82
MV	[L/min]	7.86			19.15	243.75
BF	[1/min]	20.00			27.42	137.08
ERV	[L]	1.26			0.39	31.05
IC	[L]	2.47			1.63	65.94
VC IN	[L]	3.80	1.35	35.60	2.02	53.15
VC EX	[L]	3.80	1.76	46.44	1.99	52.26
VC MAX	[L]	3.80	1.76	46.44	2.02	53.15
FVC	[L]	3.64	1.76	48.54		
FEV1	[L]	2.96	0.85	28.64		
FEV1%FVC	[%]	80.01	47.97	59.95		
FEV1%VC MAX	[%]	80.01	47.97	59.95		
FEV 2	[L]	3.34	1.13	33.94		
FEV 3	[L]	3.31	1.34	40.53		
PEF	[L/s]	8.72	2.48	28.45		
FEF25	[L/s]	7.61	0.97	12.70		
FEF50	[L/s]	4.29	0.30	7.07		
FEF75	[L/s]	1.39	0.18	12.94		
FEF25-75	[L/s]	3.34	0.31	9.39		
VBE	[L]		0.03			
VBe%FV	[%]		1.65			
FET	[s]		6.92			
FRC-SB	[L]	3.51			2.78	79.10
VA	[L]	6.19			4.27	68.97
RV-SB	[L]	2.14			2.39	111.51
TLC-SB	[L]	5.97			4.39	73.52
RV%TLC-SB	[%]	37.01			54.37	146.92
FRC%TLC-SB	[%]	53.16			63.26	118.99
DLCO SB	[mmol/min/kPa]	7.37			1.74	23.59
DLCO/VA	[mmol/min/kPa/L]	1.33			0.41	30.54

		年龄:	59 岁	体重:	55 kg
		性别:	男	身高/预估身高:	168 cm
		预计值模式:	Standard-sh	BMI:	19.49

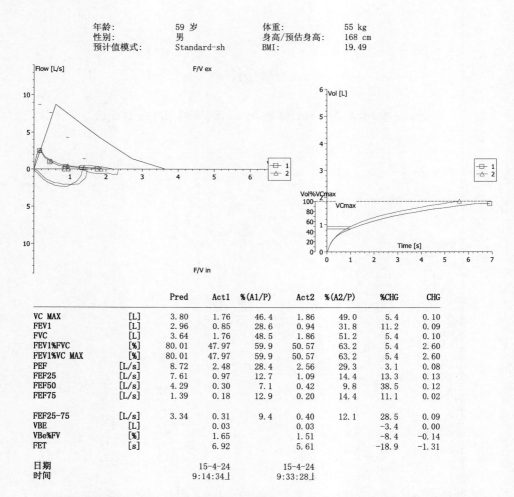

		Pred	Act1	%(A1/P)	Act2	%(A2/P)	%CHG	CHG
VC MAX	[L]	3.80	1.76	46.4	1.86	49.0	5.4	0.10
FEV1	[L]	2.96	0.85	28.6	0.94	31.8	11.2	0.09
FVC	[L]	3.64	1.76	48.5	1.86	51.2	5.4	0.10
FEV1%FVC	[%]	80.01	47.97	59.9	50.57	63.2	5.4	2.60
FEV1%VC MAX	[%]	80.01	47.97	59.9	50.57	63.2	5.4	2.60
PEF	[L/s]	8.72	2.48	28.4	2.56	29.3	3.1	0.08
FEF25	[L/s]	7.61	0.97	12.7	1.09	14.4	13.3	0.13
FEF50	[L/s]	4.29	0.30	7.1	0.42	9.8	38.5	0.12
FEF75	[L/s]	1.39	0.18	12.9	0.20	14.4	11.1	0.02
FEF25-75	[L/s]	3.34	0.31	9.4	0.40	12.1	28.5	0.09
VBE	[L]		0.03		0.03		-3.4	
VBe%FV	[%]		1.65		1.51		-8.4	-0.14
FET	[s]		6.92		5.61		-18.9	-1.31
日期			15-4-24		15-4-24			
时间			9:14:34┘		9:33:28┘			

■ **MEFV 曲线特点**：呼气相降支向横轴凹陷，呼气有爆发力，外推容积＜0.15 L，肺功能检查合格。

■ **肺功能测定结果**：VC、FVC、FEV$_1$/FVC、PEF、FEF$_{25}$、FEF$_{50}$、FEF$_{75}$、D$_L$CO 均下降，RV、RV/TLC 升高，TLC 基本正常；支气管舒张试验阴性。

■ **肺功能诊断**：极重度阻塞性通气功能障碍；一氧化碳弥散量轻度降低（重复呼吸法）；一氧化碳弥散量中度降低（校正值）；支气管舒张试验阴性。

■ **解析**：患者的 FVC 和 VC 测试值有一定的差值，原因参见例 64。患者常规肺功能检查中的弥散功能和肺总量用了两种方法，首先是单次呼吸法，简称一口气呼吸法，测定 TLC 位置的 CO 弥散量。其特点是操作高度标准化、直观、重复性好、对适合人群的精确性高，是目前常规的测定方法。缺点是要求受试者快速

年龄:	59 岁	体重:	55 kg
性别:	男	身高/预估身高:	168 cm
预计值模式:	Standard-sh	BMI:	19.49

日期		Pred	Act1 15-4-27	%(Act1/Pr	Act2	Act3
DLCOrb	[mmol/min/kPa]	2.59	2.05	79.1		
DLCOc	[mmol/min/kPa]	2.59	1.17	45.2		
DLCO/VA	[mmol/min/kPa/L]	0.79	0.43	54.7		
DLCOc/VA	[mmol/min/kPa/L]	0.79	0.25	31.2		
Alveol. ventil	[l/min]	4.26	9.96	234.0		
VA rb	[l]	3.39	4.74	139.9		
RV-He	[L]	2.14	3.87	180.8		
FRC-He	[L]	3.51	4.49	127.8		
TLC-He	[L]	5.97	5.91	99.0		
RV % TLC-He	[%]	37.01	65.48	176.9		
FRC % TLC-He	[%]	53.16	75.93	142.8		
VC MAX	[L]	3.80				

吸气、屏气、呼气,对受试者配合程度的要求高,不适用于明显气短的患者,FVC明显减小的患者,有明显气流阻塞的患者。患者休息半小时又做了重复呼吸法测定(方法特点参见例64),此报告中一口气呼吸法测定的 TLC 为 73.52%,重复呼吸法测定的 TLC 为 99%,对于气体分布不均患者,重复呼吸法测定值较单次呼气法更为准确。肺功能诊断考虑为极重度阻塞性通气功能障碍。

单次呼吸法在严重气流阻塞的患者,由于吸入气体时间及屏气时间短,气体来不及进入或均匀分布在所有肺泡,肺容量的测定值常显著低于其真实值。重复呼吸法由于气体平衡的时间较长,其测定值较单次呼吸气体稀释法更为准确,但对于气道陷闭性的疾病(如慢性阻塞性肺疾病),由于肺内通气分布不均,表示气体不易进入肺大疱和通气不良的区域,重复呼吸法气体稀释法难以达到真正的"平衡",肺容量的测定值也常常低于其真实值。建议采用体积描记仪(是目前测定肺容积的最精确方法)进一步测定,结合 CT,明确是否合并限制因素。严重阻塞时,肺内气体陷闭,气体分布不均,弥散法测定的 TLC 会远低于体描法的 TLC。

无论是单次呼吸法还是重复呼吸法,每次测定前皆需要测定肺活量,该测定值储存在计算机中作为 RV 等参数换算用和 CO 测定需要的容积换算用;另外,单次呼吸法测定时,肺活量测定还可使可能存在的陷闭肺泡充分开放,从而使单次呼吸法测定的 TLC 和 D_LCO 结果更准确。

因 CO 浓度非常低,所以测定要求非常高。同样屏气时间非常短,时间测定也必须非常精确。检查之前,需检查整个仪器的各种阀是否正常,以及有无漏气等情况,确保收集到真正的肺泡气。

例⑥⑥

男,63 岁,身高 170 cm,体重 55 kg,因胸闷于呼吸科就诊。

年龄:		63 岁		体重:		55 kg
性别:		男		身高/预估身高:		170 cm
预计值模式:		Standard-sh		身体质量指数:		19.03

		Pred	A1	%(A1/P)	Act2	%(A2/P)
日期			15-4-20		15-4-20	
时间			9:07:36		9:08:23	
VT	[L]	0.39			0.60	151.53
MV	[L/min]	7.86			17.62	224.25
BF	[1/min]	20.00			29.60	147.99
ERV	[L]	1.28			0.27	21.33
IC	[L]	2.48			1.88	75.78
VC IN	[L]	3.86	2.27	58.95	2.15	55.81
VC EX	[L]	3.86	2.12	54.88	2.07	53.69
VC MAX	[L]	3.86	2.27	58.95	2.15	55.81
FVC	[L]	3.68	2.12	57.55		
FEV 1	[L]	2.97	0.84	28.16		
FEV1%FVC	[%]	79.14	39.50	49.91		
FEV1%VC MAX	[%]	79.14	36.77	46.46		
FEV 2	[L]	3.33	1.16	34.90		
FEV 3	[L]	3.26	1.37	42.09		
PEF	[L/s]	8.90	2.02	22.75		
FEF25	[L/s]	7.78	0.63	8.06		
FEF50	[L/s]	4.32	0.27	6.26		
FEF75	[L/s]	1.35	0.16	11.87		
FEF25-75	[L/s]	3.38	0.24	7.24		
VBE	[L]		0.02			
VBE%FVC	[%]		0.86			
FET	[s]		27.60			
FRC-SB	[L]	3.69			1.58	42.87
VA	[L]	6.35			3.23	50.87
RV-SB	[L]	2.26			1.31	57.90
TLC-SB	[L]	6.16			3.35	54.44
RV%TLC-SB	[%]	38.09			38.97	102.31
FRC%TLC-SB	[%]	53.13			47.13	88.71
DLCO SB	[mmol/min/kPa]	7.24			3.76	51.97
DLCO/VA	[mmol/min/kPa/L]	1.28			1.16	91.17

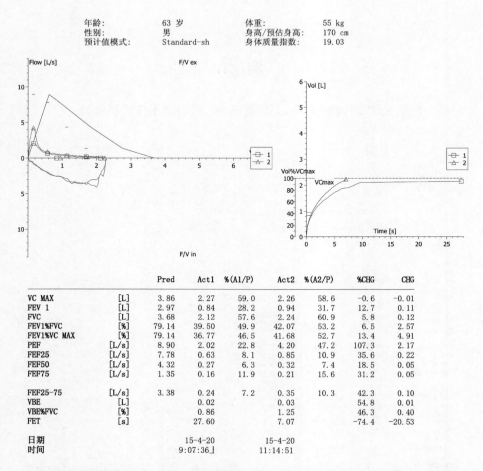

		Pred	Act1	%(A1/P)	Act2	%(A2/P)	%CHG	CHG
VC MAX	[L]	3.86	2.27	59.0	2.26	58.6	-0.6	-0.01
FEV 1	[L]	2.97	0.84	28.2	0.94	31.7	12.7	0.11
FVC	[L]	3.68	2.12	57.6	2.24	60.9	5.8	0.12
FEV1%FVC	[%]	79.14	39.50	49.9	42.07	53.2	6.5	2.57
FEV1%VC MAX	[%]	79.14	36.77	46.5	41.68	52.7	13.4	4.91
PEF	[L/s]	8.90	2.02	22.8	4.20	47.2	107.3	2.17
FEF25	[L/s]	7.78	0.63	8.1	0.85	10.9	35.6	0.22
FEF50	[L/s]	4.32	0.27	6.3	0.32	7.4	18.5	0.05
FEF75	[L/s]	1.35	0.16	11.9	0.21	15.6	31.2	0.05
FEF25-75	[L/s]	3.38	0.24	7.2	0.35	10.3	42.3	0.10
VBE	[L]		0.02		0.03		54.8	0.01
VBE%FVC	[%]		0.86		1.25		46.3	0.40
FET	[s]		27.60		7.07		-74.4	-20.53
日期			15-4-20		15-4-20			
时间			9:07:36上		11:14:51			

■ **MEFV 曲线特点**：呼气相降支向横轴凹陷，呼气有爆发力，外推容积＜0.15 L，肺功能检查合格。

■ **肺功能测定结果**：VC、FVC、FEV₁、FEV₁/FVC、PEF、FEF₂₅、FEF₅₀、FEF₇₅ 均下降，RV、RV/TLC 升高，TLC、D$_L$CO 基本正常；支气管舒张试验可疑阳性。

■ **肺功能诊断**：极重度阻塞性通气功能障碍；一氧化碳弥散量基本正常（重复呼吸法）；一氧化碳弥散量中度降低（校正值）；支气管舒张试验可疑阳性。

■ **解析**：受试者 FEV₁/FVC 下降，其性质为阻塞，FEV₁ 占预计值为 28％，程度为极重度，存在明显的气流阻塞，FVC 显著减少。患者常规肺功能检查中的弥散功能和肺总量用了两种方法，我们用间接方法来进一步验证，一口气弥散法检测时 TLC 与 RV 的差值推算出 VC 是 2.04 L（3.35～1.31 L）；重复呼吸法检测时 TLC 与 RV 的差值推算出 VC 是 2.17 L（5.46～3.29 L），对比数据，重复呼吸

年龄:	63 岁	体重:	55 kg
性别:	男	身高/预估身高:	170 cm
预计值模式:	Standard-sh	身体质量指数:	19.03

日期		Pred	Act1 15-4-20	%(Act1/Pred)	Act2	Act3
DLCOrb	[mmol/min/kPa]	2.54	2.45	96.5		
DLCOc	[mmol/min/kPa]	2.54	1.29	50.9		
DLCO/VA	[mmol/min/kPa/L]	0.74	0.56	75.1		
DLCOc/VA	[mmol/min/kPa/L]	0.74	0.29	39.6		
Alveol. ventil	[l/min]	4.18	12.77	305.7		
VA rb	[l]	3.47	4.38	126.3		
RV-He	[L]	2.26	3.29	145.7		
FRC-He	[L]	3.69	3.72	100.8		
TLC-He	[L]	6.16	5.46	88.6		
RV % TLC-He	[%]	38.09	60.28	158.2		
FRC % TLC-He	[%]	53.13	68.09	128.2		
VC MAX	[L]	3.86	2.15	55.8		

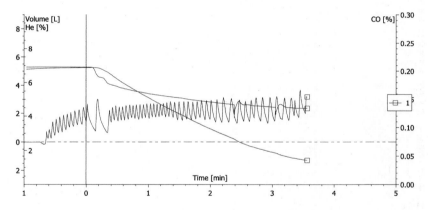

法推算出的 VC 与直接测定的肺活量 VC(2.15 L)更吻合,一口气弥散法 RV、FRC、TLC 被显著低估。不同方法检测的肺容量出现较大差异,临床上用不同方法评估肺损伤程度也会出现差异。

建议对于 FVC 显著减少、严重通气功能下降,用一口气呼吸法测定不合适,用重复呼吸法测定较合适。重复呼吸法则要求肺内气体在一定时间内与肺功能仪内气体达到所谓"充分混合"或"恒定",测定的是与气道沟通的肺容量,由于气体平衡的时间较长,其测定值较单次呼吸气体稀释法更为准确。

例 67

男，71 岁，身高 170 cm，体重 75 kg，哮喘定期随访。

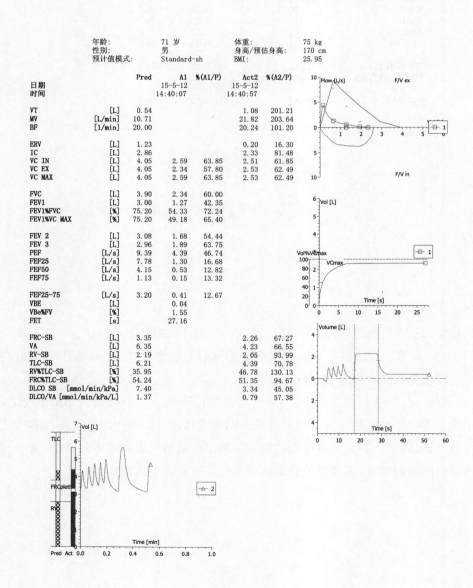

		年龄:	71 岁		体重:	75 kg	
		性别:	男		身高/预估身高:	170 cm	
		预计值模式:	Standard-sh		BMI:	25.95	

		Pred	A1	%(A1/P)	Act2	%(A2/P)
日期			15-5-12		15-5-12	
时间			14:40:07		14:40:57	
VT	[L]	0.54			1.08	201.21
MV	[L/min]	10.71			21.82	203.64
BF	[1/min]	20.00			20.24	101.20
ERV	[L]	1.23			0.20	16.30
IC	[L]	2.86			2.33	81.48
VC IN	[L]	4.05	2.59	63.85	2.51	61.85
VC EX	[L]	4.05	2.34	57.80	2.53	62.49
VC MAX	[L]	4.05	2.59	63.85	2.53	62.49
FVC	[L]	3.90	2.34	60.00		
FEV1	[L]	3.00	1.27	42.35		
FEV1%FVC	[%]	75.20	54.33	72.24		
FEV1%VC MAX	[%]	75.20	49.18	65.40		
FEV 2	[L]	3.08	1.68	54.44		
FEV 3	[L]	2.96	1.89	63.75		
PEF	[L/s]	9.39	4.39	46.74		
FEF25	[L/s]	7.78	1.30	16.68		
FEF50	[L/s]	4.15	0.53	12.82		
FEF75	[L/s]	1.13	0.15	13.32		
FEF25-75	[L/s]	3.20	0.41	12.67		
VBE	[L]		0.04			
VBe%FV	[%]		1.55			
FET	[s]		27.16			
FRC-SB	[L]	3.35			2.26	67.27
VA	[L]	6.35			4.23	66.55
RV-SB	[L]	2.19			2.05	93.99
TLC-SB	[L]	6.21			4.39	70.78
RV%TLC-SB	[%]	35.95			46.78	130.13
FRC%TLC-SB	[%]	54.24			51.35	94.67
DLCO SB	[mmol/min/kPa]	7.40			3.34	45.05
DLCO/VA	[mmol/min/kPa/L]	1.37			0.79	57.38

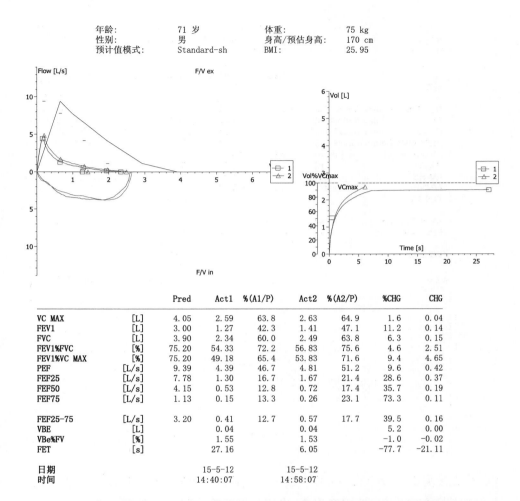

		Pred	Act1	%(A1/P)	Act2	%(A2/P)	%CHG	CHG
VC MAX	[L]	4.05	2.59	63.8	2.63	64.9	1.6	0.04
FEV1	[L]	3.00	1.27	42.3	1.41	47.1	11.2	0.14
FVC	[L]	3.90	2.34	60.0	2.49	63.8	6.3	0.15
FEV1%FVC	[%]	75.20	54.33	72.2	56.83	75.6	4.6	2.51
FEV1%VC MAX	[%]	75.20	49.18	65.4	53.83	71.6	9.4	4.65
PEF	[L/s]	9.39	4.39	46.7	4.81	51.2	9.6	0.42
FEF25	[L/s]	7.78	1.30	16.7	1.67	21.4	28.6	0.37
FEF50	[L/s]	4.15	0.53	12.8	0.72	17.4	35.7	0.19
FEF75	[L/s]	1.13	0.15	13.3	0.26	23.1	73.3	0.11
FEF25-75	[L/s]	3.20	0.41	12.7	0.57	17.7	39.5	0.16
VBE	[L]		0.04		0.04		5.2	0.00
VBe%FV	[%]		1.55		1.53		-1.0	-0.02
FET	[s]		27.16		6.05		-77.7	-21.11
日期			15-5-12		15-5-12			
时间			14:40:07		14:58:07			

■ **MEFV 曲线特点**：呼气相降支向横轴凹陷，呼气有爆发力，外推容积＜0.15 L，肺功能检查合格。

■ **肺功能测定结果**：VC、FVC、FEV_1、FEV_1/FVC、PEF、FEF_{25}、FEF_{50}、FEF_{75}均下降，RV、RV/TLC 均升高，TLC、$D_L CO$ 基本正常；支气管舒张试验阴性。

■ **肺功能诊断**：重度阻塞性通气功能障碍；一氧化碳弥散量正常（重复呼吸法）；一氧化碳弥散量轻度降低（校正值）；支气管舒张试验阴性。

■ **解析**：此患者存在明显的气流阻塞，常规肺功能检查中的弥散功能和肺总量用了两种方法，一口气弥散法检测时 TLC 与 RV 的差值推算出 VC 是 2.34 L（4.39～2.05 L）；重复呼吸法检测时 TLC 与 RV 的差值推算出 VC 是 2.53 L（5.54～3.01 L），慢通气直接测定的 VC 是 2.53 L，对比数据，重复呼吸法测定的

年龄:	71 岁	体重:	75 kg
性别:	男	身高/预估身高:	170 cm
预计值模式:	Standard-sh	BMI:	25.95

		Pred	Act1	%(Act1/Pr	Act2	Act3
日期			15-5-12			
DLCOrb	[mmol/min/kPa]	2.80	3.20	114.5		
DLCOc	[mmol/min/kPa]	2.80	1.77	63.2		
DLCO/VA	[mmol/min/kPa/L]	0.79	0.86	109.6		
DLCOc/VA	[mmol/min/kPa/L]	0.79	0.48	60.5		
Alveol. ventil	[l/min]	5.99	16.77	279.8		
VA rb	[l]	3.56	3.70	104.0		
RV-He	[L]	2.19	3.01	137.7		
FRC-He	[L]	3.35	3.32	99.1		
TLC-He	[L]	6.21	5.54	89.3		
RV % TLC-He	[%]	35.95	54.32	151.1		
FRC % TLC-He	[%]	54.24	59.97	110.6		
VC MAX	[L]	4.05	2.53	62.5		

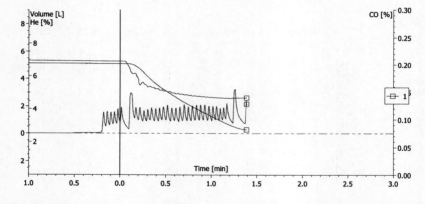

VC 与直接测定的 VC(2.53 L)一致,一口气弥散法 RV、FRC、TLC 被显著低估,我们建议,对于明显气流阻塞患者,采用重复呼吸法测定较准确。

另外,例 65、例 66 和例 67 弥散功能均采用了两种方法,一口气弥散法和重复呼吸法测定,这两种呈现共同的特点是,一口气弥散法测定的弥散功能较重复呼吸法测定的偏低。原因分析:① CO 弥散量与通气功能参数不同,CO 弥散量的下降有较大的变异性。一般情况下,通气功能参数的下降与气流阻塞的程度或肺组织损害有相对较高一致性,但 CO 弥散量的变异较大(但 CO 是个能很好反映疾病严重程度的指标,质控稳定的情况下,对适合的人群,一口气弥散法的弥散数值非常稳定,ERS/ATS 指南和肺功能全球正常值测定中均使用一口气弥散法)。通气功能正常的患者的 CO 弥散量一般是正常的;若出现 CO 弥散量下降则是早期肺实质疾病或肺血管疾病表现,明显下降则高度提示肺血管疾病。

通气功能障碍的患者不一定出现 CO 弥散量下降。CO 弥散量测定时影响因素太多，测定仪器不同、测定方法和示踪气体不同、质控标准不同皆导致 CO 弥散量的较大变化。即使在相同的状态下，由于受试者配合等方面的原因，前后测定的重复性也不如通气功能指标稳定。② 无论是气体或血流分布不均，无论是通气血流比例降低还是升高，行单次呼吸法测定时，由于气体交换时间短暂，D_LCO 和 KCO 测定值的下降更显著；行重复呼吸法测定时，由于吸气气体有较充分的时间进"全部"有通气（包括低通气）的肺泡，并与毛细血管进行气体交换，故 D_LCO 和 KCO 测定值的下降幅度相对较轻。

　　补充说明：无论采用哪种方法测定弥散功能，若有校正值，且与实测值的差别较大，建议也应该给出校正值的诊断。

例⑥⑧

女,57 岁,身高 164 cm,体重 51 kg,淋巴管平滑肌瘤(LAM)定期随访。

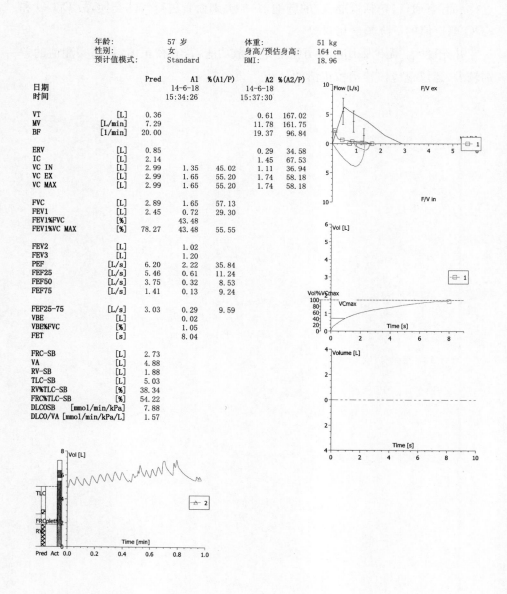

年龄:	57 岁	体重:	51 kg
性别:	女	身高/预估身高:	164 cm
预计值模式:	Standard	BMI:	18.96

		Pred	A1	%(A1/P)		A2	%(A2/P)
日期			14-6-18			14-6-18	
时间			15:34:26			15:37:30	
VT	[L]	0.36				0.61	167.02
MV	[L/min]	7.29				11.78	161.75
BF	[1/min]	20.00				19.37	96.84
ERV	[L]	0.85				0.29	34.58
IC	[L]	2.14				1.45	67.53
VC IN	[L]	2.99	1.35	45.02		1.11	36.94
VC EX	[L]	2.99	1.65	55.20		1.74	58.18
VC MAX	[L]	2.99	1.65	55.20		1.74	58.18
FVC	[L]	2.89	1.65	57.13			
FEV1	[L]	2.45	0.72	29.30			
FEV1%FVC	[%]		43.48				
FEV1%VC MAX	[%]	78.27	43.48	55.55			
FEV2	[L]		1.02				
FEV3	[L]		1.20				
PEF	[L/s]	6.20	2.22	35.84			
FEF25	[L/s]	5.46	0.61	11.24			
FEF50	[L/s]	3.75	0.32	8.53			
FEF75	[L/s]	1.41	0.13	9.24			
FEF25-75	[L/s]	3.03	0.29	9.59			
VBE	[L]		0.02				
VBE%FVC	[%]		1.05				
FET	[s]		8.04				
FRC-SB	[L]	2.73					
VA	[L]	4.88					
RV-SB	[L]	1.88					
TLC-SB	[L]	5.03					
RV%TLC-SB	[%]	38.34					
FRC%TLC-SB	[%]	54.22					
DLCOSB	[mmol/min/kPa]	7.88					
DLCO/VA	[mmol/min/kPa/L]	1.57					

		年龄：	57 岁		体重：	51 kg
		性别：	女		身高/预估身高：	164 cm
		预计值模式：	Standard		BMI：	18.96

		预计值	测试1	测1/预	测试2	测2/预	测试3	测3/预
日期			14-6-18					
时间			15:37:3					
SR tot	[kPa*s]	0.96	4.12	428.9				
SR eff	[kPa*s]	0.96	3.73	388.0				
R eff	[kPa*s/L]	0.30	0.61	204.5				
R EX	[kPa*s/L]		1.38					
VT	[L]	0.36	0.61	167.0				
FRCpleth	[L]	2.73	5.78	211.6				
ERV	[L]	0.85	0.29	34.6				
RV	[L]	1.88	5.48	291.6				
TLC	[L]	5.03	7.22	143.5				
RV % TLC	[%]	38.34	75.89	197.9				
VC	[L]	2.99	1.74	58.2				
MV	[L/min]	7.29	11.78	161.8				

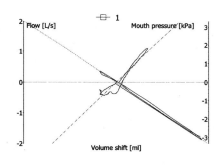
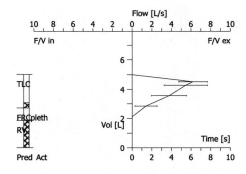

■ **MEFV 曲线特点**：呼气相降支向横轴凹陷，呼气有爆发力，外推容积<0.15 L，肺功能检查合格。

■ **肺功能测定结果**：VC、FVC、FEV_1、FEV_1/FVC、PEF、FEF_{25}、FEF_{50}、FEF_{75}均下降，RV、TLC、RV/TLC 均升高。

■ **肺功能诊断**：极重度阻塞性通气功能障碍。

■ **解析**：受试者的肺总量测定采用的体描法测定，体描法是测定肺容积最为准确的方法，TLC 占预计值 143.5％，考虑没有限制因素，FEV_1/FVC 下降，为单纯的阻塞，肺功能诊断为极重度阻塞性通气功能障碍。此受试者的弥散功能和肺容积没有测定，通过测定用力肺活量 FVC％为 57％，VC％为 58％，对于常规而言，尤其是基层或社区医院，肺功能仪基本以便携式为主，测定的是通气功能参数，没有 RV、TLC、FRC 等指标，此时对肺功能报告的解读容易造成疑问，有时需要结合临床共同诊断，是否合并限制性因素，当然最终确诊的依据是体积描记法测定肺总量。

例 69

男,61 岁,身高 172 cm,体重 49 kg,COPD 定期随访。

年龄:		61 岁		体重:		49 kg	
性别:		男		身高/预估身高:		172 cm	
预计值模式:		Standard		BMI:		16.56	

		Pred	A1	%(A1/P)	A2	%(A2/P)
日期			15-7-29		15-7-29	
时间			11:06:10		11:07:03	
VT	[L]	0.35			0.75	213.89
MV	[L/min]	7.00			15.35	219.32
BF	[1/min]	20.00			20.51	102.54
ERV	[L]	1.12			0.83	74.56
IC	[L]	3.02			1.30	43.18
VC IN	[L]	4.13	1.15	27.84	1.72	41.68
VC EX	[L]	4.13	1.82	43.93	2.14	51.67
VC MAX	[L]	4.13	1.82	43.93	2.14	51.67
FVC	[L]	3.98	1.82	45.61		
FEV1	[L]	3.14	0.68	21.60		
FEV1%FVC	[%]		37.32			
FEV1%VC MAX	[%]	76.23	37.32	48.96		
FEV2	[L]		1.02			
FEV3	[L]		1.27			
PEF	[L/s]	8.09	3.46	42.78		
FEF25	[L/s]	7.15	0.52	7.24		
FEF50	[L/s]	4.28	0.34	7.95		
FEF75	[L/s]	1.56	0.17	10.88		
FEF25-75	[L/s]	3.41	0.30	8.68		
VBE	[L]					
VBE%FVC	[%]		0.50			
FET	[s]		7.04			
FRC-SB	[L]	3.48				
VA	[L]	6.51				
RV-SB	[L]	2.37				
TLC-SB	[L]	6.66				
RV%TLC-SB	[%]	37.75				
FRC%TLC-SB	[%]	56.61				
DLCOSB	[mmol/min/kPa]	9.05				
DLCO/VA	[mmol/min/kPa/L]	1.36				

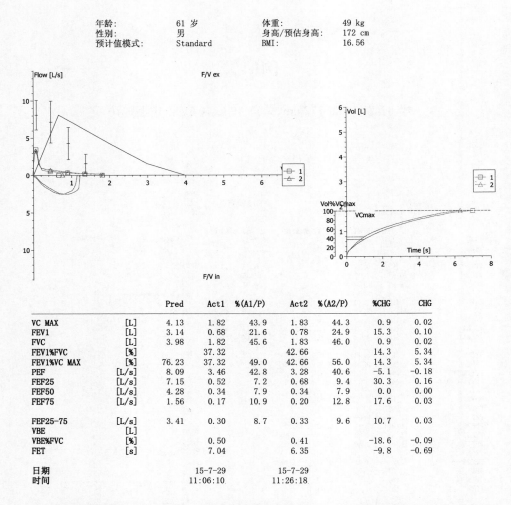

年龄：	61 岁	体重：	49 kg
性别：	男	身高/预估身高：	172 cm
预计值模式：	Standard	BMI：	16.56

		Pred	Act1	%(A1/P)	Act2	%(A2/P)	%CHG	CHG
VC MAX	[L]	4.13	1.82	43.9	1.83	44.3	0.9	0.02
FEV1	[L]	3.14	0.68	21.6	0.78	24.9	15.3	0.10
FVC	[L]	3.98	1.82	45.6	1.83	46.0	0.9	0.02
FEV1%FVC	[%]		37.32		42.66		14.3	5.34
FEV1%VC MAX		76.23	37.32	49.0	42.66	56.0	14.3	5.34
PEF	[L/s]	8.09	3.46	42.8	3.28	40.6	-5.1	-0.18
FEF25	[L/s]	7.15	0.52	7.2	0.68	9.4	30.3	0.16
FEF50	[L/s]	4.28	0.34	7.9	0.34	7.9	0.0	0.00
FEF75	[L/s]	1.56	0.17	10.9	0.20	12.8	17.6	0.03
FEF25-75	[L/s]	3.41	0.30	8.7	0.33	9.6	10.7	0.03
VBE	[L]							
VBE%FVC	[%]		0.50		0.41		-18.6	-0.09
FET	[s]		7.04		6.35		-9.8	-0.69
日期			15-7-29		15-7-29			
时间			11:06:10		11:26:18			

■ **MEFV 曲线特点**：呼气相降支向横轴凹陷,呼气有爆发力,外推容积<0.15 L,肺功能检查合格。

■ **肺功能测定结果**：VC、FVC、FEV_1、FEV_1/FVC、PEF、FEF_{25}、FEF_{50}、FEF_{75}均下降,RV、TLC、RV/TLC 均升高;支气管舒张试验可疑阳性。

■ **肺功能诊断**：极重度阻塞性通气功能障碍;支气管舒张试验可疑阳性。

■ **解析**：受试者肺总量测定采用了金标准的体积描记法,测定的 TLC 占预计值的 128.7%,考虑没有限制因素,FEV_1/FVC 下降,舒张试验稍有改善,肺功能报告诊断为极重度阻塞性通气功能障碍,支气管舒张试验可疑阳性。

患者确诊为 COPD,从 MEFV 曲线可知,患者用力呼气过程中,在气道阻力

年龄:	61 岁	体重:	49 kg
性别:	男	身高/预估身高:	172 cm
预计值模式:	Standard	BMI:	16.56

		预计值	测试1	测1/预	测试2	测2/预	测试3	测3/预
日期			15-7-29					
时间			11:11:2					
SR tot	[kPa*s]	1.18	6.32	537.5				
SR eff	[kPa*s]	1.18	5.36	455.3				
R eff	[kPa*s/L]	0.30	0.75	251.3				
R EX	[kPa*s/L]		1.45					
VT	[L]	0.35	0.90	256.4				
FRCpleth	[L]	3.48	6.66	191.1				
ERV	[L]	1.12	0.14	12.9				
RV	[L]	2.37	6.51	275.4				
TLC	[L]	6.66	8.57	128.7				
RV % TLC	[%]	37.75	75.98	201.3				
VC	[L]	4.13	2.06	49.8				
MV	[L/min]	7.00	15.80	225.8				

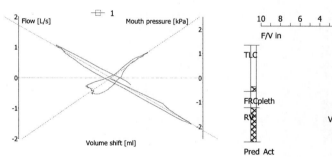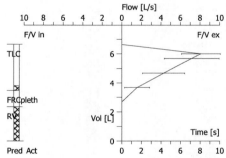

作用下,从肺泡端至气道口的压力逐渐下降,其间必有一点,气道内外的压力相等,称为等压点(从曲线可知,出现一个拐角)。不同时期的 COPD,随着肺容积的下降和等压点外移,气流阻力显著增大,气体呼出不完全,MEFV 曲线的峰值会下降,并迅速变为明显凹陷的曲线。对比例 67 患者确诊为哮喘,其 MEFV 曲线可有凹陷性改变,呈扁平状态。

例⑦⓪

女,72 岁,身高 153 cm,体重 67 kg,因间质性肺疾病于呼吸科就诊。

		年龄:	72 岁		体重:	67 kg	
		性别:	女		身高/预估身高:	153 cm	
		预计值模式:	Standard-sh		BMI:	28.62	
		Pred	A1	%(A1/P)	Act2	%(A2/P)	
日期			22-8-18		22-8-18		
时间			14:49:58		14:50:5		
VT	[L]	0.48			0.76	159.47	
MV	[L/min]	9.57			12.55	131.08	
BF	[1/min]	20.00			16.44	82.19	
ERV	[L]	0.66			0.22	33.27	
IC	[L]	2.05			2.39	116.36	
VC IN	[L]	2.59	2.60	100.72	2.61	100.80	
VC EX	[L]	2.59	2.57	99.37	2.52	97.55	
VC MAX	[L]	2.59	2.60	100.72	2.61	100.80	
FVC	[L]	2.51	2.57	102.32			
FEV 1	[L]	1.79	1.60	89.55			
FEV1%FVC	[%]	75.86	62.39	82.24			
FEV1%VC MAX	[%]	75.86	61.56	81.14			
FEV 2	[L]	1.96	2.03	103.51			
FEV 3	[L]	2.00	2.21	110.19			
PEF	[L/s]	6.15	3.92	63.73			
FEF25	[L/s]	5.28	1.75	33.20			
FEF50	[L/s]	2.79	1.09	39.10			
FEF75	[L/s]	0.52	0.33	63.67			
FEF25-75	[L/s]	2.15	0.87	40.32			
BEV	[L]		0.04				
BEV%FVC	[%]		1.42				
FET	[s]		8.74				
FRC-SB	[L]	2.16			2.33	107.85	
RV-SB	[L]	1.69			2.11	124.98	
TLC-SB	[L]	4.21			4.80	113.94	
RV%TLC-SB	[%]	37.94			43.87	115.61	
FRC%TLC-SB	[%]	58.01			48.44	83.50	
DLCO SB	[mmol/min/kPa]	5.13			6.71	130.76	
DLCO/VA	[mmol/min/kPa/L]	1.48			1.44	97.73	

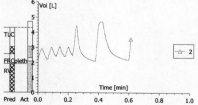

■ **MEFV 曲线特点**：呼气相降支向横轴凹陷，呼气有爆发力，吸气曲线饱满光滑，吸呼环闭合，外推容积<0.15 L。肺功能检查质控合格。

■ **V-T 曲线特点**：呼气时间延长。

■ **肺功能测定结果**：FEV_1/FVC、PEF、FEF_{25}、FEF_{50}、FEF_{75} 均下降，VC、FVC、D_LCO 均正常，FEV_1，TLC、RV/TLC 均升高，RV 升高。

■ **肺功能诊断**：轻度阻塞性通气功能障碍；一氧化碳弥散量正常。

■ **解析**：受试者为间质性肺疾病（interstitial lung disease，ILD），ILD 由于肺容积减小，氧气交换障碍，在肺功能检查上常常表现为 TLC、FVC、RV、FRC 降低，表现为限制性通气功能障碍（详见限制性通气功能障碍的间质性肺疾病）。此受试者的肺功能却表现为典型的阻塞性通气功能障碍，不同的疾病类型、不同的严重程度，表现不一样的结果，所以疾病的诊断不等于肺功能结果。ILD 是一组主要累及肺间质、肺泡和（或）细支气管的肺部弥漫性疾病。具有一些共同的临床、呼吸病理生理学和胸部影像学改变，即渐进性劳力性气促、限制性通气功能障碍伴弥散功能降低、低氧血症、双肺弥漫性病变。ILD 是一大类疾病的总称，肺功能检查在 ILD 中可以作为辅助诊断、严重程度评估、疾病进展评估、监测疗效的手段。

第五章
混合性通气功能障碍

例⑰

男,71 岁,身高 172 cm,体重 80 kg,因支气管扩张症于呼吸科就诊。

年龄:		71 岁		体重:	80 kg
性别:		男		身高/预估身高:	172 cm
预计值模式:		Standard-sh		BMI:	27.04

		Pred	A1	%(A1/P)	Act2	%(A2/P)
日期			22-2-21		22-2-21	
时间			9:59:03		10:00:0	
VT	[L]	0.57			0.98	172.20
MV	[L/min]	11.43			20.03	175.29
BF	[1/min]	20.00			20.36	101.79
ERV	[L]	1.28			0.21	16.65
IC	[L]	3.00			2.91	96.80
VC IN	[L]	4.22	2.96	70.03	3.12	73.91
VC EX	[L]	4.22	2.98	70.67	2.99	70.88
VC MAX	[L]	4.22	2.98	70.67	3.12	73.91
FVC	[L]	4.08	2.98	73.16		
FEV 1	[L]	3.14	1.93	61.56		
FEV1%FVC	[%]	74.65	64.68	86.63		
FEV1%VC MAX	[%]	74.65	64.68	86.63		
FEV 2	[L]	3.20	2.34	73.25		
FEV 3	[L]	3.05	2.54	83.17		
PEF	[L/s]	9.69	5.79	59.72		
FEF25	[L/s]	7.94	2.92	36.74		
FEF50	[L/s]	4.26	1.34	31.37		
FEF75	[L/s]	1.19	0.36	30.15		
FEF25-75	[L/s]	3.33	1.02	30.61		
BEV	[L]		0.06			
BEV%FVC	[%]		1.90			
FET	[s]		9.02			
FRC-SB	[L]	3.37			2.22	65.87
RV-SB	[L]	2.19			2.01	91.70
TLC-SB	[L]	6.37			4.96	77.91
RV%TLC-SB	[%]	34.87			40.47	116.06
FRC%TLC-SB	[%]	53.64			44.77	83.46
DLCO SB	[mmol/min/kPa]	7.61			4.44	58.33
DLCO/VA	[mmol/min/kPa/L]	1.40			0.93	66.44

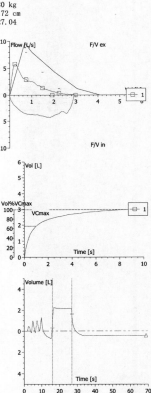

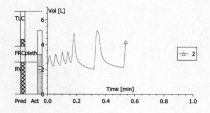

■ **MEFV 曲线特点**：呼气起始无犹豫，呼气相升支陡直上升，呼气相降支曲线平滑，呼吸环闭合，外推容积<0.15 L，肺功能质控合格。

■ **肺功能测定结果**：VC、FVC、FEV_1、FEV_1/FVC、PEF、FEF_{25}、FEF_{50}、FEF_{75}、TLC、D_LCO 均下降，RV、RV/TLC 基本正常。

■ **肺功能诊断**：中度混合性通气功能障碍；一氧化碳弥散量中度降低。

■ **解析**：混合性通气功能障碍是指同时存在阻塞性和限制性通气功能障碍，见于气流阻塞和胸-肺组织病变同时存在的疾病类型，故表现为肺容积和所有容积的呼气流量皆下降，低容积下降更显著，且出现 MEFV 曲线的凹陷性改变。常用诊断标准：FEV_1/FVC 下降（即存在阻塞），同时伴随 TLC 下降（即存在限制）。通过图形变化可知：同时兼有呼吸容量和呼吸流量减少的表现；MEFV 曲线横轴缩窄，呼气相降支向横轴凹陷；V－T 曲线显示纵轴下降，呼气时间延长。通过数据变化可知：$FEV_1/FVC\%$ 预计值<92%，首先明确有阻塞的存在，FVC，TLC 的下降，合并限制性通气功能障碍；再结合 FEV_1 判断通气障碍严重程度（详见例 31 中的表 31－1）。综上所述，肺功能诊断为中度混合性通气功能障碍。不同类型通气功能障碍指标变化见表 71－1。

表 71－1　不同类型的通气功能障碍的基本区别

类型	FVC	FEV_1	FEV_1/FVC	RV	TLC
阻塞性	－/↓	－/↓	↓	－/↑	↑
限制性	↓	－/↓	－/↑	↓/－	↓↓
混合性	↓	↓↓	↓	？	？

注：－，正常；↓，下降；↑，上升；？，不明。

例72

男,83 岁,身高 159 cm,体重 60 kg,COPD 定期随访。

		年龄:	83 岁			体重:	60 kg	
		性别:	男			身高/预估身高:	159 cm	
		预计值模式:	Standard-sh			BMI:	23.73	
		Pred	A1	%(A1/P)	Act2	%(A2/P)		
日期			22/2/21		22/2/21			
时间			9:24:38		9:25:25			
VT	[L]	0.43			0.74	173.25		
MV	[L/min]	8.57			25.01	291.76		
BF	[1/min]	20.00			33.68	168.40		
ERV	[L]	0.88			0.95	107.29		
IC	[L]	2.26			0.86	38.18		
VC IN	[L]	3.15	1.44	45.67	1.73	54.94		
VC EX	[L]	3.15	1.75	55.68	1.81	57.52		
VC MAX	[L]	3.15	1.75	55.68	1.81	57.52		
FVC	[L]	2.98	1.75	58.81				
FEV 1	[L]	2.17	1.07	49.01				
FEV 1 % FVC	[%]	74.24	60.75	81.84				
FEV 1 % VC MAX	[%]	74.24	60.75	81.84				
FEV 2	[L]	2.02	1.33	65.66				
FEV 3	[L]	1.97	1.49	75.35				
PEF	[L/s]	8.06	3.11	38.60				
FEF25	[L/s]	6.85	2.07	30.19				
FEF50	[L/s]	3.29	0.65	19.76				
FEF75	[L/s]	0.42	0.21	51.41				
FEF25-75	[L/s]	2.28	0.49	21.34				
VBE	[L]		0.06					
VBE%FVC	[%]		3.51					
FET	[s]		6.11					
FRC-SB	[L]	3.13			2.36	75.41		
VA	[L]	5.47			3.00	54.76		
RV-SB	[L]	2.24			1.41	63.09		
TLC-SB	[L]	5.40			3.13	57.99		
RV%TLC-SB	[%]	42.44			45.08	106.21		
FRC%TLC-SB	[%]	60.06			75.35	125.46		
DLCO SB	[mmol/min/kPa]	6.05			1.82	30.07		
DLCO/VA	[mmol/min/kPa/L]	1.26			0.61	48.21		

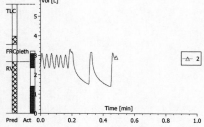

■ **MEFV 曲线特点**：呼气起始无犹豫，呼气相升支陡直上升，呼气相降支曲线平滑，呼吸环闭合，外推容积<0.15 L，肺功能质控合格。

■ **肺功能测定结果**：VC、FVC、FEV_1、FEV_1/FVC、PEF、FEF_{25}、FEF_{50}、FEF_{75}、RV、TLC、D_LCO 均下降，RV/TLC 基本正常。

■ **肺功能诊断**：重度混合性通气功能障碍；一氧化碳弥散量重度降低。

■ **解析**：通过 MEFV 曲线可知曲线横轴缩窄，呼气相降支向横轴凹陷；V-T 曲线显示纵轴下降，呼气时间延长。根据数值分析，VC、FVC、TLC、FEV_1、FEV_1/FVC、RV 均下降。FEV_1/FVC 下降首先明确有阻塞的存在，FVC、TLC 的下降，合并限制性通气功能障碍，再结合 FEV_1 判断程度。综上所述，该患者肺功能诊断为重度混合性通气功能障碍，一氧化碳弥散量重度降低。

对于典型表现的混合性通气功能障碍：单纯根据数据即可判断，即 FEV_1/FVC％预计值<92％、FVC％预计值<80％，VC、TLC、FRC、RV 下降具有重要辅助诊断价值。

对于非典型表现的混合性通气功能障碍：主要是针对有中、重度气流阻塞的患者，推荐结合呼吸生理变化的特点判断。首先明确阻塞存在，即 FEV_1/FVC 下降。在单纯轻、中度气流阻塞时，患者能充分吸气和呼气，TLC、VC 正常，FRC、RV 基本正常，若 TLC、VC 下降则合并限制性通气功能障碍，RV、FRC 下降具有重要辅助诊断价值。在单纯中、重度气流阻塞时，患者呼气严重受限，呼气末肺容积增大，部分患者有吸气末肺容积增大，即 VC 降低，FRC、RV 明显升高，TLC 正常或升高，故不仅 TLC、VC 降低为合并限制性通气功能障碍；TLC 在正常低限，RV、FRC 正常，也应诊断合并限制性通气功能障碍，常有 D_LCO 下降。结合病史，特别是胸部影像学变化对混合性通气功能障碍具有更高的辅助诊断价值。

例 73

男，69 岁，身高 163 cm，体重 97 kg，因咳嗽、气喘于呼吸科就诊。

		年龄：	69 岁		体重：	97 kg	
		性别：	男		身高/预估身高：	163 cm	
		预计值模式：	Standard-sh		BMI：	36.51	
		Pred	A1	%(A1/P)	Act2	%(A2/P)	
日期			22/2/11		22/2/11		
时间			9:42:18		9:43:38		
VT	[L]	0.69			1.11	160.67	
MV	[L/min]	13.86			13.97	100.84	
BF	[1/min]	20.00			12.55	62.76	
ERV	[L]	1.07			0.19	18.11	
IC	[L]	3.23			1.95	60.24	
VC IN	[L]	4.04	1.93	47.83	2.14	53.06	
VC EX	[L]	4.04	2.00	49.59	1.85	45.80	
VC MAX	[L]	4.04	2.00	49.59	2.14	53.06	
FVC	[L]	3.97	2.00	50.44			
FEV 1	[L]	2.94	1.16	39.48			
FEV 1 % FVC	[%]	73.22	58.07	79.31			
FEV 1 % VC MAX	[%]	73.22	58.07	79.31			
FEV 2	[L]	2.71	1.47	54.31			
FEV 3	[L]	2.74	1.66	60.64			
PEF	[L/s]	9.34	4.22	45.15			
FEF25	[L/s]	7.19	1.54	21.41			
FEF50	[L/s]	3.81	0.55	14.45			
FEF75	[L/s]	0.94	0.20	21.00			
FEF25-75	[L/s]	2.82	0.49	17.30			
VBE	[L]		0.07				
VBE%FVC	[%]		3.52				
FET	[s]		6.42				
FRC-SB	[L]	2.42			2.49	102.89	
VA	[L]	5.79			4.16	71.76	
RV-SB	[L]	1.76			2.29	130.76	
TLC-SB	[L]	5.63			4.37	77.58	
RV%TLC-SB	[%]	30.65			52.50	171.29	
FRC%TLC-SB	[%]	56.28			56.94	101.17	
DLCO SB	[mmol/min/kPa]	7.87			6.43	81.64	
DLCO/VA	[mmol/min/kPa/L]	1.65			1.55	93.77	

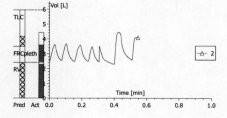

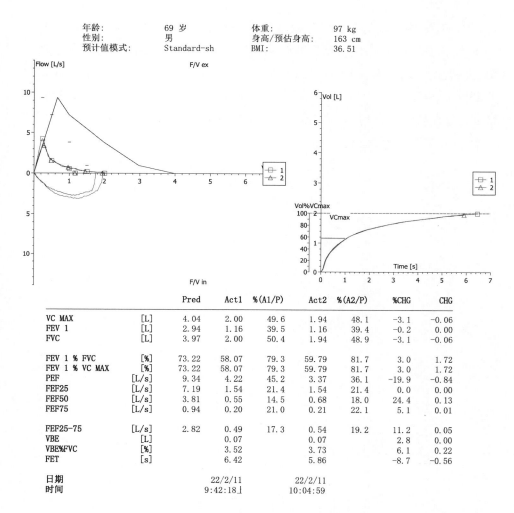

年龄:		69 岁		体重:		97 kg		
性别:		男		身高/预估身高:		163 cm		
预计值模式:		Standard-sh		BMI:		36.51		

		Pred	Act1	%(A1/P)	Act2	%(A2/P)	%CHG	CHG
VC MAX	[L]	4.04	2.00	49.6	1.94	48.1	-3.1	-0.06
FEV 1	[L]	2.94	1.16	39.5	1.16	39.4	-0.2	0.00
FVC	[L]	3.97	2.00	50.4	1.94	48.9	-3.1	-0.06
FEV 1 % FVC	[%]	73.22	58.07	79.3	59.79	81.7	3.0	1.72
FEV 1 % VC MAX	[%]	73.22	58.07	79.3	59.79	81.7	3.0	1.72
PEF	[L/s]	9.34	4.22	45.2	3.37	36.1	-19.9	-0.84
FEF25	[L/s]	7.19	1.54	21.4	1.54	21.4	0.0	0.00
FEF50	[L/s]	3.81	0.55	14.5	0.68	18.0	24.4	0.13
FEF75	[L/s]	0.94	0.20	21.0	0.21	22.1	5.1	0.01
FEF25-75	[L/s]	2.82	0.49	17.3	0.54	19.2	11.2	0.05
VBE	[L]		0.07		0.07		2.8	0.00
VBE%FVC	[%]		3.52		3.73		6.1	0.22
FET	[s]		6.42		5.86		-8.7	-0.56
日期			22/2/11		22/2/11			
时间			9:42:18		10:04:59			

■ **MEFV 曲线特点:** 呼气起始无犹豫,呼气相升支陡直上升,呼气相降支曲线平滑,呼吸环闭合,外推容积<0.15 L,肺功能质控合格。

■ **肺功能测定结果:** VC、FVC、FEV_1、FEV_1/FVC、PEF、FEF_{25}、FEF_{50}、FEF_{75}、TLC 均下降,RV、RV/TLC 升高,D_LCO 基本正常;支气管舒张试验阴性。

■ **肺功能诊断:** 重度混合性通气功能障碍;一氧化碳弥散量正常;支气管舒张试验阴性。

■ **解析:** 通过图形变化分析可知:同时兼有呼吸容量和呼吸流量减少的表现:曲线横轴缩窄,呼气相降支向横轴凹陷;V - T 曲线显示纵轴下降,呼气时间延长。通过数据变化分析:FEV_1/FVC%预计值<92%,首先明确有阻塞的存

在,RV 升高(中重度阻塞必然导致呼气末容积增大,可有吸气末容积增大);结合 FVC、TLC 下降,则应诊断合并限制性通气功能障碍。结合 FEV_1 判断功能障碍的程度。用药前后 FEV_1 的改善量<0.2 L,改善率<12%(支气管舒张试验判断标准详见例 3)。综上所述,该患者应诊断为重度混合性通气功能障碍,弥散功能正常,支气管舒张试验阴性。需要注意的是,结合病史和胸部影像学变化对混合性通气功能障碍具有更高的辅助诊断价值。

例74

男,33岁,身高177 cm,体重116 kg,抽烟5包年,因胸闷于呼吸科就诊。

		年龄:	33 岁		体重:	116 kg	
		性别:	男		身高/预估身高:	177 cm	
		预计值模式:	Standard-sh		BMI:	37.03	
		Pred	A1	%(A1/P)	Act2	%(A2/P)	
日期			22-3-04		22-3-04		
时间			8:50:47		8:51:59		
VT	[L]	0.83			0.79	95.31	
MV	[L/min]	16.57			18.70	112.82	
BF	[1/min]	20.00			23.68	118.38	
ERV	[L]	1.64			0.91	55.56	
IC	[L]	4.14			2.32	56.07	
VC IN	[L]	5.42	3.01	55.53	3.23	59.64	
VC EX	[L]	5.42	3.22	59.39	3.21	59.18	
VC MAX	[L]	5.42	3.22	59.39	3.23	59.64	
FVC	[L]	5.42	3.22	59.41			
FEV 1	[L]	4.39	1.51	34.35			
FEV1%FVC	[%]	78.97	46.82	59.28			
FEV1%VC MAX	[%]	78.97	46.82	59.28			
FEV 2	[L]	4.72	2.05	43.46			
FEV 3	[L]	4.38	2.38	54.32			
PEF	[L/s]	11.03	4.81	43.62			
FEF25	[L/s]	8.36	1.64	19.61			
FEF50	[L/s]	5.33	0.68	12.76			
FEF75	[L/s]	2.42	0.26	10.74			
FEF25-75	[L/s]	4.45	0.56	12.57			
BEV	[L]		0.04				
BEV%FVC	[%]		1.38				
FET	[s]		8.73				
FRC-SB	[L]	2.46			2.68	108.79	
RV-SB	[L]	1.37			1.76	129.26	
TLC-SB	[L]	6.54			4.91	75.15	
RV%TLC-SB	[%]	16.78			35.92	213.99	
FRC%TLC-SB	[%]	47.42			54.49	114.92	
DLCO SB	[mmol/min/kPa]	10.59			8.73	82.45	
DLCO/VA	[mmol/min/kPa/L]	1.98			1.87	94.86	

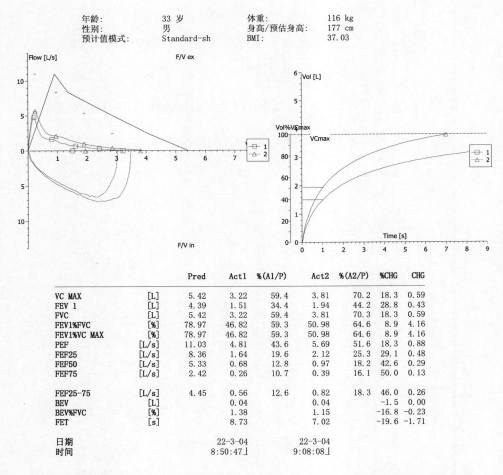

年龄:	33 岁	体重:	116 kg
性别:	男	身高/预估身高:	177 cm
预计值模式:	Standard-sh	BMI:	37.03

		Pred	Act1	%(A1/P)	Act2	%(A2/P)	%CHG	CHG
VC MAX	[L]	5.42	3.22	59.4	3.81	70.2	18.3	0.59
FEV 1	[L]	4.39	1.51	34.4	1.94	44.2	28.8	0.43
FVC	[L]	5.42	3.22	59.4	3.81	70.3	18.3	0.59
FEV1%FVC	[%]	78.97	46.82	59.3	50.98	64.6	8.9	4.16
FEV1%VC MAX	[%]	78.97	46.82	59.3	50.98	64.6	8.9	4.16
PEF	[L/s]	11.03	4.81	43.6	5.69	51.6	18.3	0.88
FEF25	[L/s]	8.36	1.64	19.6	2.12	25.3	29.1	0.48
FEF50	[L/s]	5.33	0.68	12.8	0.97	18.2	42.6	0.29
FEF75	[L/s]	2.42	0.26	10.7	0.39	16.1	50.0	0.13
FEF25-75	[L/s]	4.45	0.56	12.6	0.82	18.3	46.0	0.26
BEV	[L]		0.04		0.04		-1.5	0.00
BEV%FVC	[%]		1.38		1.15		-16.8	-0.23
FET	[s]		8.73		7.02		-19.6	-1.71
日期			22-3-04		22-3-04			
时间			8:50:47⏌		9:08:08⏌			

■ **MEFV 曲线特点：**呼气起始无犹豫，呼气相升支陡直上升，呼气相降支曲线平滑，呼吸环闭合，外推容积＜5％FVC，肺功能质控合格。

■ **肺功能测定结果：**VC、FVC、FEV_1、FEV_1/FVC、PEF、FEF_{25}、FEF_{50}、FEF_{75}、TLC 均下降，RV、RV/TLC 升高、D_LCO 正常；支气管舒张试验阳性。

■ **肺功能诊断：**极重度混合性通气功能障碍；一氧化碳弥散量正常；支气管舒张试验阳性。

■ **解析：**通过图形变化分析可知：同时兼有呼吸容量和呼吸流量减少的表现：曲线横轴缩窄，呼气相降支向横轴凹陷；V-T 曲线显示纵轴下降，呼气时间延长。通过数据变化：FEV_1/FVC％预计值＜92％，首先明确有阻塞的存在，RV、FRC 升高。结合 FVC、TLC 下降，则应诊断合并限制性通气功能障碍。结

合 FEV_1 判断程度。用药前后 FEV_1 的改善量>0.2 L,且改善率>12%。综上所述,该患者应诊断为极重度混合性通气功能障碍,一氧化碳弥散量正常,支气管舒张试验阳性。

例 75

女,66 岁,身高 163 cm,体重 48 kg,因气喘于呼吸科就诊。

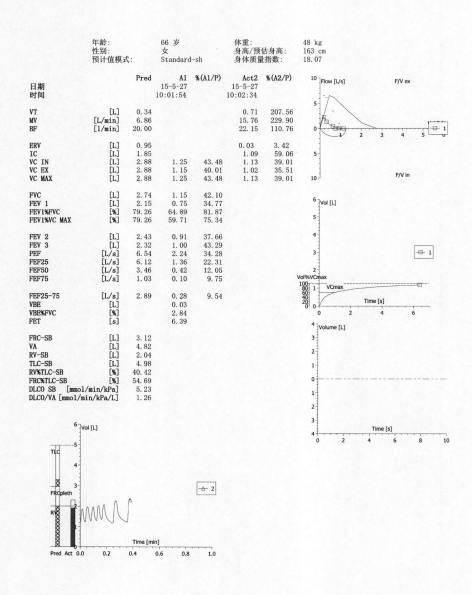

年龄:		66 岁			体重:	48 kg
性别:		女			身高/预估身高:	163 cm
预计值模式:		Standard-sh			身体质量指数:	18.07

日期 时间		Pred	A1 15-5-27 10:01:54	%(A1/P)	Act2 15-5-27 10:02:34	%(A2/P)
VT	[L]	0.34			0.71	207.56
MV	[L/min]	6.86			15.76	229.90
BF	[1/min]	20.00			22.15	110.76
ERV	[L]	0.95			0.03	3.42
IC	[L]	1.85			1.09	59.06
VC IN	[L]	2.88	1.25	43.48	1.13	39.01
VC EX	[L]	2.88	1.15	40.01	1.02	35.51
VC MAX	[L]	2.88	1.25	43.48	1.13	39.01
FVC	[L]	2.74	1.15	42.10		
FEV 1	[L]	2.15	0.75	34.77		
FEV1%FVC	[%]	79.26	64.89	81.87		
FEV1%VC MAX	[%]	79.26	59.71	75.34		
FEV 2	[L]	2.43	0.91	37.66		
FEV 3	[L]	2.32	1.00	43.29		
PEF	[L/s]	6.54	2.24	34.28		
FEF25	[L/s]	6.12	1.36	22.31		
FEF50	[L/s]	3.46	0.42	12.05		
FEF75	[L/s]	1.03	0.10	9.75		
FEF25-75	[L/s]	2.89	0.28	9.54		
VBE	[L]		0.03			
VBE%FVC	[%]		2.84			
FET	[s]		6.39			
FRC-SB	[L]	3.12				
VA	[L]	4.82				
RV-SB	[L]	2.04				
TLC-SB	[L]	4.98				
RV%TLC-SB	[%]	40.42				
FRC%TLC-SB	[%]	54.69				
DLCO SB	[mmol/min/kPa]	5.23				
DLCO/VA	[mmol/min/kPa/L]	1.26				

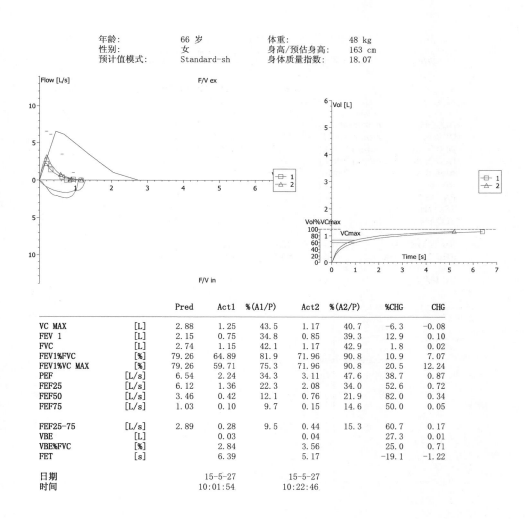

		Pred	Act1	%(A1/P)	Act2	%(A2/P)	%CHG	CHG
VC MAX	[L]	2.88	1.25	43.5	1.17	40.7	-6.3	-0.08
FEV 1	[L]	2.15	0.75	34.8	0.85	39.3	12.9	0.10
FVC	[L]	2.74	1.15	42.1	1.17	42.9	1.8	0.02
FEV1%FVC	[%]	79.26	64.89	81.9	71.96	90.8	10.9	7.07
FEV1%VC MAX	[%]	79.26	59.71	75.3	71.96	90.8	20.5	12.24
PEF	[L/s]	6.54	2.24	34.3	3.11	47.6	38.7	0.87
FEF25	[L/s]	6.12	1.36	22.3	2.08	34.0	52.6	0.72
FEF50	[L/s]	3.46	0.42	12.1	0.76	21.9	82.0	0.34
FEF75	[L/s]	1.03	0.10	9.7	0.15	14.6	50.0	0.05
FEF25-75	[L/s]	2.89	0.28	9.5	0.44	15.3	60.7	0.17
VBE	[L]		0.03		0.04		27.3	0.01
VBE%FVC	[%]		2.84		3.56		25.0	0.71
FET	[s]		6.39		5.17		-19.1	-1.22
日期			15-5-27		15-5-27			
时间			10:01:54		10:22:46			

表 75-1　换气功能障碍的分级标准

严重程度	分级标准
轻　度	$60\% \leqslant D_{L}CO$(或 $D_{L}CO/V_{A}$)%预计值$<80\%$(或 LLN)
中　度	$40\% \leqslant D_{L}CO$(或 $D_{L}CO/V_{A}$)%预计值$<60\%$
重　度	$D_{L}CO$(或 $D_{L}CO/V_{A}$)%预计值$<40\%$

		年龄:	66 岁	体重:	48 kg
		性别:	女	身高/预估身高:	163 cm
		预计值模式:	Standard-sh	身体质量指数:	18.07

日期		Pred	Act1 15-5-27	%(Act1/Pr	Act2	Act3
DLCOrb	[mmol/min/kPa]	1.83	1.29	70.6		
DLCOc	[mmol/min/kPa]	1.83	1.12	61.6		
DLCO/VA	[mmol/min/kPa/L]	0.70	0.89	127.0		
DLCOc/VA	[mmol/min/kPa/L]	0.70	0.77	110.8		
Alveol. ventil	[l/min]	3.43	8.14	237.7		
VA rb	[I]	2.72	1.45	53.5		
RV-He	[L]	2.04	1.08	52.8		
FRC-He	[L]	3.12	1.21	38.7		
TLC-He	[L]	4.98	2.20	44.2		
RV % TLC-He	[%]	40.42	48.91	121.0		
FRC % TLC-He	[%]	54.69	54.77	100.1		
VC MAX	[L]	2.88	1.13	39.0		

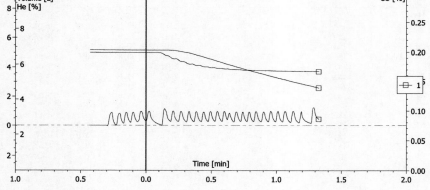

■ **MEFV 曲线特点**：呼气起始无犹豫，呼气相升支陡直上升，呼气相降支曲线平滑，呼吸环闭合，外推容积＜0.15 L，肺功能质控合格。

■ **肺功能测定结果**：VC、FVC、FEV_1、FEV_1/FVC、PEF、FEF_{25}、FEF_{50}、FEF_{75}、RV、TLC、D_LCO 均下降；支气管舒张试验可疑阳性。

■ **肺功能诊断**：极重度混合性通气功能障碍；一氧化碳弥散量轻度降低；支气管舒张试验可疑阳性。

■ **解析**：受试者常规肺功能检查的弥散功能和肺总量指标采用的是重复呼吸法测定，重复呼吸法测弥散的基本特点详见例 64。需要注意的是，受试者 FVC 实测值为 1.15 L，而实验室大型肺功能仪做弥散功能检测时，仪器有一定的死腔量,当受试者 FVC<1.5 L 或 0.8 L(具体要求根据测定仪器不同)时,常不能收集到足够的供测定用的肺泡气,不能使用单次呼吸法(要求详见例 17)进行 $D_L CO$ 测定,故此受试者采用的是重复呼吸法检测,分级标准见表 75-1。

　　受试者肺功能参数 FEV_1/FVC、FVC、TLC 均下降,曲线横轴缩窄,呼气相降支向横轴凹陷,用药前后 FEV_1 改善率>12%,改善量<0.2 L,肺功能报告诊断为极重度混合性通气功能障碍,一氧化碳弥散量轻度降低,支气管舒张试验可疑阳性。

例76

女, 57 岁, 身高 162 cm, 体重 50 kg, 因胸闷于呼吸科就诊。

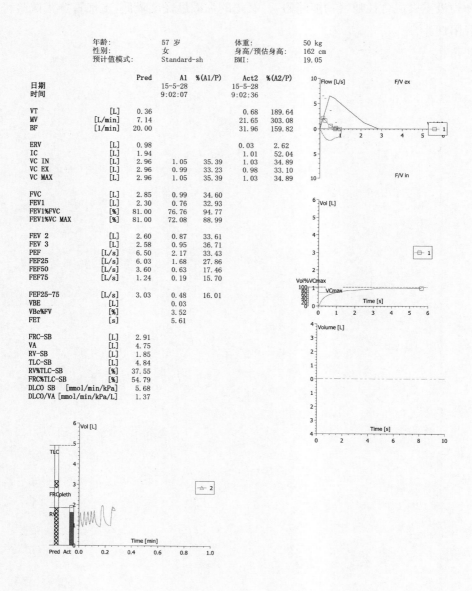

		Pred	A1	%(A1/P)	Act2	%(A2/P)
年龄:		57 岁				
性别:		女		体重:	50 kg	
预计值模式:		Standard-sh		身高/预估身高:	162 cm	
				BMI:	19.05	
日期			15-5-28		15-5-28	
时间			9:02:07		9:02:36	
VT	[L]	0.36			0.68	189.64
MV	[L/min]	7.14			21.65	303.08
BF	[1/min]	20.00			31.96	159.82
ERV	[L]	0.98			0.03	2.62
IC	[L]	1.94			1.01	52.04
VC IN	[L]	2.96	1.05	35.39	1.03	34.89
VC EX	[L]	2.96	0.99	33.23	0.98	33.10
VC MAX	[L]	2.96	1.05	35.39	1.03	34.89
FVC	[L]	2.85	0.99	34.60		
FEV1	[L]	2.30	0.76	32.93		
FEV1%FVC	[%]	81.00	76.76	94.77		
FEV1%VC MAX	[%]	81.00	72.08	88.99		
FEV 2	[L]	2.60	0.87	33.61		
FEV 3	[L]	2.58	0.95	36.71		
PEF	[L/s]	6.50	2.17	33.43		
FEF25	[L/s]	6.03	1.68	27.86		
FEF50	[L/s]	3.60	0.63	17.46		
FEF75	[L/s]	1.24	0.19	15.70		
FEF25-75	[L/s]	3.03	0.48	16.01		
VBE	[L]		0.03			
VBe%FV	[%]		3.52			
FET	[s]		5.61			
FRC-SB	[L]	2.91				
VA	[L]	4.75				
RV-SB	[L]	1.85				
TLC-SB	[L]	4.84				
RV%TLC-SB	[%]	37.55				
FRC%TLC-SB	[%]	54.79				
DLCO SB	[mmol/min/kPa]	5.68				
DLCO/VA	[mmol/min/kPa/L]	1.37				

年龄:	57 岁	体重:	50 kg
性别:	女	身高/预估身高:	162 cm
预计值模式:	Standard-sh	BMI:	19.05

日期		Pred	Act1 15-5-28	%(Act1/Pr	Act2	Act3
DLCOrb	[mmol/min/kPa]	2.01	0.90	44.9		
DLCOc	[mmol/min/kPa]	2.01	1.05	52.3		
DLCO/VA	[mmol/min/kPa/L]	0.77	0.82	106.5		
DLCOc/VA	[mmol/min/kPa/L]	0.77	0.96	124.1		
Alveol. ventil	[l/min]	3.80	5.94	156.1		
VA rb	[l]	2.70	1.10	40.7		
RV-He	[L]	1.85	0.91	49.2		
FRC-He	[L]	2.91	0.94	32.5		
TLC-He	[L]	4.84	1.98	40.9		
RV % TLC-He	[%]	37.55	45.98	122.5		
FRC % TLC-He	[%]	54.79	47.70	87.1		
VC MAX	[L]	2.96	1.03	34.9		

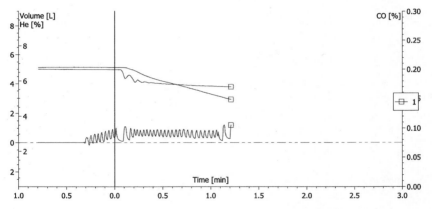

■ **MEFV 曲线特点**：呼气起始无犹豫，呼气相升支陡直上升，呼气相降支曲线平滑，外推容积＜0.15 L，肺功能质控合格。

■ **肺功能测定结果**：VC、FVC、FEV_1、FEV_1/FVC、PEF、FEF_{25}、FEF_{50}、FEF_{75}、RV、TLC、D_LCO 均下降。

■ **肺功能诊断**：极重度混合性通气功能障碍；一氧化碳弥散量中度降低。

■ **解析**：受试者存在明显的气流阻塞，通气功能严重障碍，FVC 实测值为 0.99 L，需要说明的是，当受试者有明显的气流阻塞、气体在肺泡内的分布不均匀时，则无法收集到气体浓度稳定的肺泡气，不能用单次呼吸法进行 D_LCO 的测定，可通过重复呼吸法完成。根据受试者的 MEFV 曲线、重复呼吸法检测和肺功能数据考虑阻塞与限制性通气功能障碍同时存在。通过图形变化分析可知：

同时兼有呼吸容量和呼吸流量减少的表现，V－T曲线显示纵轴下降，呼气时间延长。结合 FEV_1 判断程度，综上所述，该患者应诊断为极重度混合性通气功能障碍，一氧化碳弥散量中度下降。

例 77

男，67 岁，身高 162 cm，体重 63 kg，抽烟 30 包年，COPD 定期随访。

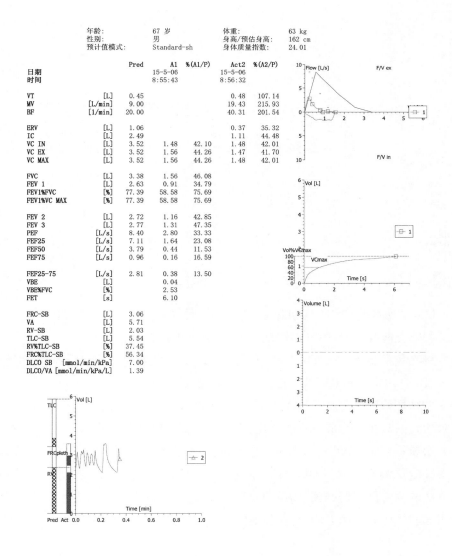

		Pred	A1	%(A1/P)	Act2	%(A2/P)
年龄：		67 岁		体重：	63 kg	
性别：		男		身高/预估身高：	162 cm	
预计值模式：		Standard-sh		身体质量指数：	24.01	

日期			15-5-06		15-5-06	
时间			8:55:43		8:56:32	
VT	[L]	0.45			0.48	107.14
MV	[L/min]	9.00			19.43	215.93
BF	[1/min]	20.00			40.31	201.54
ERV	[L]	1.06			0.37	35.32
IC	[L]	2.49			1.11	44.48
VC IN	[L]	3.52	1.48	42.10	1.48	42.01
VC EX	[L]	3.52	1.56	44.26	1.47	41.70
VC MAX	[L]	3.52	1.56	44.26	1.48	42.01
FVC	[L]	3.38	1.56	46.08		
FEV 1	[L]	2.63	0.91	34.79		
FEV1%FVC	[%]	77.39	58.58	75.69		
FEV1%VC MAX	[%]	77.39	58.58	75.69		
FEV 2	[L]	2.72	1.16	42.85		
FEV 3	[L]	2.77	1.31	47.35		
PEF	[L/s]	8.40	2.80	33.33		
FEF25	[L/s]	7.11	1.64	23.08		
FEF50	[L/s]	3.79	0.44	11.53		
FEF75	[L/s]	0.96	0.16	16.59		
FEF25-75	[L/s]	2.81	0.38	13.50		
VBE	[L]		0.04			
VBE%FVC	[%]		2.53			
FET	[s]		6.10			
FRC-SB	[L]	3.06				
VA	[L]	5.71				
RV-SB	[L]	2.03				
TLC-SB	[L]	5.54				
RV%TLC-SB	[%]	37.45				
FRC%TLC-SB	[%]	56.34				
DLCO SB	[mmol/min/kPa]	7.00				
DLCO/VA	[mmol/min/kPa/L]	1.39				

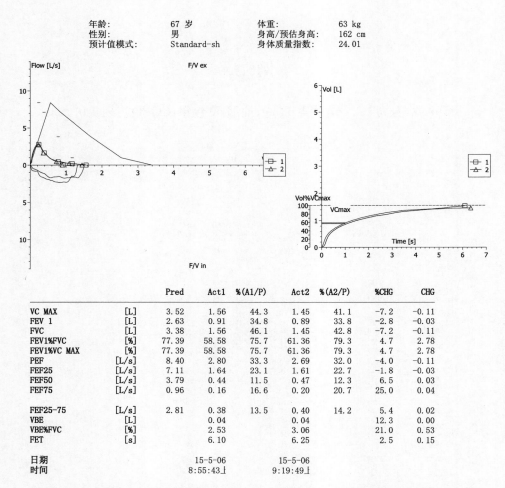

		Pred	Act1	%(A1/P)	Act2	%(A2/P)	%CHG	CHG
VC MAX	[L]	3.52	1.56	44.3	1.45	41.1	−7.2	−0.11
FEV 1	[L]	2.63	0.91	34.8	0.89	33.8	−2.8	−0.03
FVC	[L]	3.38	1.56	46.1	1.45	42.8	−7.2	−0.11
FEV1%FVC	[%]	77.39	58.58	75.7	61.36	79.3	4.7	2.78
FEV1%VC MAX	[%]	77.39	58.58	75.7	61.36	79.3	4.7	2.78
PEF	[L/s]	8.40	2.80	33.3	2.69	32.0	−4.0	−0.11
FEF25	[L/s]	7.11	1.64	23.1	1.61	22.7	−1.8	−0.03
FEF50	[L/s]	3.79	0.44	11.5	0.47	12.3	6.5	0.03
FEF75	[L/s]	0.96	0.16	16.6	0.20	20.7	25.0	0.04
FEF25-75	[L/s]	2.81	0.38	13.5	0.40	14.2	5.4	0.02
VBE	[L]		0.04		0.04		12.3	0.00
VBE%FVC	[%]		2.53		3.06		21.0	0.53
FET	[s]		6.10		6.25		2.5	0.15
日期			15-5-06		15-5-06			
时间			8:55:43上		9:19:49上			

■ **MEFV 曲线特点**：呼气相升支陡直上升,呼气有爆发力,外推容积＜0.15 L,呼气相降支曲线平滑,吸气曲线饱满光滑,肺功能质控合格。

■ **肺功能测定结果**：VC、FVC、FEV₁、FEV₁/FVC、PEF、FEF₂₅、FEF₅₀、FEF₇₅、TLC、D$_L$CO 均下降,RV 基本正常;支气管舒张试验阴性。

■ **肺功能诊断**：极重度混合性通气功能障碍;一氧化碳弥散量轻度降低(重复呼吸法);一氧化碳弥散量重度降低(校正值);支气管舒张试验阴性。

■ **解析**：两种方法的结果比较：① 重复呼吸法测定 FRC 位置的 CO 弥散量,单次呼吸法测定 TLC 位置的 CO 弥散量,因而前者的测定值较后者小。② 两种方法的测定值密切相关,如用肺容积加以校正,则两者之间无明显差别。除非有明显通气血流比例失调,有明显通气血流比例失调的患者,重复呼吸法的测定

年龄:	67 岁		体重:	63 kg
性别:	男		身高/预估身高:	162 cm
预计值模式:	Standard-sh		身体质量指数:	24.01

		Pred	Act1	%(Act1/Pr	Act2	Act3
日期			15-5-06			
DLCOrb	[mmol/min/kPa]	2.52	1.59	63.3		
DLCOc	[mmol/min/kPa]	2.52	0.86	34.2		
DLCO/VA	[mmol/min/kPa/L]	0.80	0.58	72.8		
DLCOc/VA	[mmol/min/kPa/L]	0.80	0.31	39.3		
Alveol. ventil	[l/min]	4.89	17.12	350.2		
VA rb	[l]	3.32	2.75	82.7		
RV-He	[L]	2.03	1.84	90.3		
FRC-He	[L]	3.06	2.48	80.9		
TLC-He	[L]	5.54	3.33	60.1		
RV % TLC-He	[%]	37.45	55.14	147.2		
FRC % TLC-He	[%]	56.34	74.33	131.9		
VC MAX	[L]	3.52	1.48	42.0		

值更可靠。

总之,现代肺功能仪测定 CO 弥散量的方法、原理、计算公示相似,以及最近发展的操作简单无须屏气的内呼吸法,测定方法变得更为简单、方便,准确性和重复性更好,可根据需要灵活选择。

通过图形、数据变化分析,考虑阻塞与限制性通气功能障碍的同时存在。结合 FEV₁ 判断程度,综上所述,肺功能报告诊断为极重度混合性通气功能障碍,一氧化碳弥散量轻度降低,校正后的一氧化碳弥散量重度降低,支气管舒张试验阴性。

第六章
小气道功能障碍

例 78

女,58 岁,身高 158 cm,体重 56 kg,因咳嗽于呼吸科就诊。

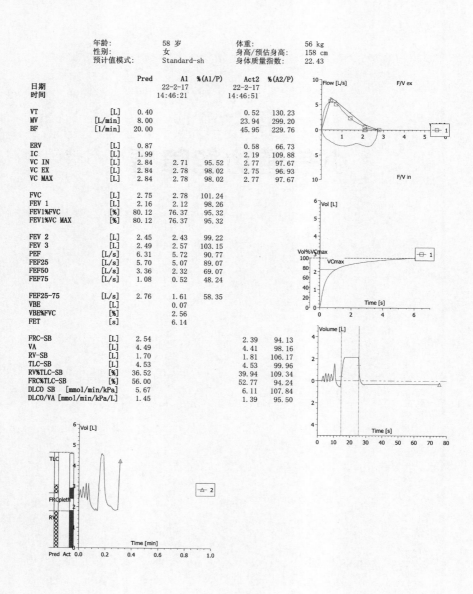

		年龄:	58 岁		体重:	56 kg
		性别:	女		身高/预估身高:	158 cm
		预计值模式:	Standard-sh		身体质量指数:	22.43

		Pred	A1	%(A1/P)	Act2	%(A2/P)
日期			22-2-17		22-2-17	
时间			14:46:21		14:46:51	
VT	[L]	0.40			0.52	130.23
MV	[L/min]	8.00			23.94	299.20
BF	[1/min]	20.00			45.95	229.76
ERV	[L]	0.87			0.58	66.73
IC	[L]	1.99			2.19	109.88
VC IN	[L]	2.84	2.71	95.52	2.77	97.67
VC EX	[L]	2.84	2.78	98.02	2.75	96.93
VC MAX	[L]	2.84	2.78	98.02	2.77	97.67
FVC	[L]	2.75	2.78	101.24		
FEV 1	[L]	2.16	2.12	98.26		
FEV1%FVC	[%]	80.12	76.37	95.32		
FEV1%VC MAX	[%]	80.12	76.37	95.32		
FEV 2	[L]	2.45	2.43	99.22		
FEV 3	[L]	2.49	2.57	103.15		
PEF	[L/s]	6.31	5.72	90.77		
FEF25	[L/s]	5.70	5.07	89.07		
FEF50	[L/s]	3.36	2.32	69.07		
FEF75	[L/s]	1.08	0.52	48.24		
FEF25-75	[L/s]	2.76	1.61	58.35		
VBE	[L]		0.07			
VBE%FVC	[%]		2.56			
FET	[s]		6.14			
FRC-SB	[L]	2.54			2.39	94.13
VA	[L]	4.49			4.41	98.16
RV-SB	[L]	1.70			1.81	106.17
TLC-SB	[L]	4.53			4.53	99.96
RV%TLC-SB	[%]	36.52			39.94	109.34
FRC%TLC-SB	[%]	56.00			52.77	94.24
DLCO SB	[mmol/min/kPa]	5.67			6.11	107.84
DLCO/VA	[mmol/min/kPa/L]	1.45			1.39	95.50

■ **MEFV 曲线特点**：呼气相升支陡直上升，相降支曲线平滑，外推容积<0.15 L，吸呼环闭合，肺功能质控合格。

■ **肺功能测定结果**：FVC 正常，VC、FEV_1、FEV_1/FVC、PEF、FEF_{25}、RV、TLC、RV/TLC、D_LCO 均正常，FEF_{50}、FEF_{75}、$FEF_{25\sim75}$ 下降。

■ **肺功能诊断**：小气道功能障碍；一氧化碳弥散量正常。

■ **解析**：本章首次讲到小气道，小气道是指直径 2 mm 以下的气道，与大气道相比，有以下特点：① 管壁很薄；② 管腔纤细；③ 纤毛减少或消失；④ 总横截面积非常大，气道阻力非常低；⑤ 软骨缺如，平滑肌相对较丰富；⑥ 小气道功能的维持主要依赖于其结构的支撑和肺实质弹力纤维的牵拉。

小气道功能障碍是指单纯小气道功能减退而常规通气功能正常的病理生理状态。反映小气道功能参数主要是用力呼出 50%肺活量的呼气流量（FEF_{50}）、用力呼出 75%肺活量的呼气流量（FEF_{75}）、呼气中期流量（$FEF_{25\sim75}$）三项中有两项下降至 65%以下，而常规通气功能参数，包括 FVC、FEV_1、FEV_1/FVC 正常，MEFV 曲线低流量部分呈凹形改变。通过该患者图形变化分析可知：流量容积曲线横坐标上 FVC 的大小正常，高容积图形基本正常，中、低容积出现凹陷性改变。实质是肺通气功能基本正常，单纯小气道功能障碍；数值变化分析：表现为PEF 和 FEF_{25} 基本正常，FEF_{50}、FEF_{75}、$FEF_{25\sim75}$ 下降。反映小气道功能的 3 项指标 FEF_{50}、FEF_{75}、$FEF_{25\sim75}$ 中，有 2 项低于预计值的 65%，用力快速呼气终末出现流速下降和图形的凹陷。综上所述，该患者诊断为小气道功能障碍，一氧化碳弥散量正常。

例 79

男,44 岁,身高 167 cm,体重 65 kg,吸烟 20 包年,体检 CT 显示右下肺 GGO 于呼吸科就诊。

		年龄:	44 岁		体重:	65 kg
		性别:	男		身高/预估身高:	167 cm
		预计值模式:	Standard-sh		BMI:	23.31

		Pred	A1	%(A1/P)	Act2	%(A2/P)
日期			22/2/08		22/2/08	
时间			8:28:43		8:29:23	
VT	[L]	0.46			1.25	268.52
MV	[L/min]	9.29			40.94	440.89
BF	[1/min]	20.00			32.84	164.19
ERV	[L]	1.33			1.17	88.36
IC	[L]	2.77			2.36	85.13
VC IN	[L]	4.06	3.30	81.14	3.30	81.31
VC EX	[L]	4.06	3.51	86.29	3.53	86.97
VC MAX	[L]	4.06	3.51	86.29	3.53	86.97
FVC	[L]	3.95	3.51	88.63		
FEV 1	[L]	3.28	2.71	82.63		
FEV 1 % FVC	[%]	82.18	77.40	94.19		
FEV 1 % VC MAX	[%]	82.18	77.40	94.19		
FEV 2	[L]	3.76	3.09	82.19		
FEV 3	[L]	3.70	3.25	87.95		
PEF	[L/s]	8.88	7.78	87.55		
FEF25	[L/s]	7.52	5.82	77.31		
FEF50	[L/s]	4.55	2.79	61.40		
FEF75	[L/s]	1.77	0.86	48.72		
FEF25-75	[L/s]	3.61	2.23	61.69		
VBE	[L]		0.07			
VBE%FVC	[%]		2.04			
FET	[s]		6.21			
FRC-SB	[L]	3.06			2.89	94.61
VA	[L]	6.11			4.83	78.97
RV-SB	[L]	1.78			1.72	96.69
TLC-SB	[L]	5.80			4.97	85.64
RV%TLC-SB	[%]	30.78			34.63	112.52
FRC%TLC-SB	[%]	51.31			58.19	113.40
DLCO SB	[mmol/min/kPa]	8.33			7.72	92.59
DLCO/VA	[mmol/min/kPa/L]	1.56			1.60	102.62

■ **MEFV 曲线特点**：呼气起始无犹豫，呼气相降支曲线平滑，吸呼环闭合，外推容积$<5\%$FVC，肺功能质控合格。

■ **肺功能测定结果**：VC、FVC、FEV_1、FEV_1/FVC、PEF、RV、TLC、RV/TLC、D_LCO 均基本正常，FEF_{25}、FEF_{50}、FEF_{75}、$FEF_{25\sim75}$ 均下降。

■ **肺功能诊断**：小气道功能障碍；一氧化碳弥散量正常。

■ **解析**：流量-容积曲线显示中、低容积出现凹陷性改变，同时 FVC、FEV_1、FEV_1/FVC 正常，反映小气道功能的 3 项指标 FEF_{50}、FEF_{75}、$FEF_{25\sim75}$，均低于预计值的 65%，说明用力快速呼气终末出现流速下降和图形的凹陷，肺功能报告诊断为小气道功能障碍。小气道功能异常是介于正常与轻度阻塞性通气功能障碍的一种临界状态，因而不再对其进行严重程度的判断。

需要注意的是，该患者 44 岁，有长期吸烟史（>10 包年），这类患者属于 COPD 的高危患者，为预防疾病的发生与发展，建议患者戒烟。肺功能检查有利于早发现、早干预，减缓肺功能下降和疾病进展。

例⑧⓪

男，57 岁，身高 163 cm，体重 62 kg，肝癌术后复发术前检查。

		年龄：	57 岁		体重：	62 kg
		性别：	男		身高/预估身高：	163 cm
		预计值模式：	Standard-sh		BMI：	23.34
		Pred	**A1**	**%(A1/P)**	**Act2**	**%(A2/P)**
日期			22/2/08		22/2/08	
时间			10:42:38		10:43:15	
VT	[L]	0.44			1.31	294.95
MV	[L/min]	8.86			43.33	489.25
BF	[1/min]	20.00			33.18	165.88
ERV	[L]	1.14			0.73	64.01
IC	[L]	2.55			2.32	91.01
VC IN	[L]	3.67	3.13	85.28	3.06	83.21
VC EX	[L]	3.67	3.17	86.21	3.00	81.68
VC MAX	[L]	3.67	3.17	86.21	3.06	83.21
FVC	[L]	3.55	3.17	89.26		
FEV 1	[L]	2.84	2.37	83.41		
FEV 1 % FVC	[%]	79.68	74.95	94.06		
FEV 1 % VC MAX	[%]	79.68	74.95	94.06		
FEV 2	[L]	3.10	2.73	88.20		
FEV 3	[L]	3.16	2.90	91.81		
PEF	[L/s]	8.46	7.63	90.12		
FEF25	[L/s]	7.19	5.51	76.69		
FEF50	[L/s]	4.06	2.39	58.82		
FEF75	[L/s]	1.28	0.60	46.88		
FEF25-75	[L/s]	3.09	1.69	54.82		
VBE	[L]		0.10			
VBE%FVC	[%]		3.27			
FET	[s]		6.04			
FRC-SB	[L]	3.03			2.28	75.39
VA	[L]	5.79			4.45	76.86
RV-SB	[L]	1.91			1.55	81.03
TLC-SB	[L]	5.56			4.59	82.52
RV%TLC-SB	[%]	34.96			33.74	96.51
FRC%TLC-SB	[%]	54.46			49.70	91.25
DLCO SB	[mmol/min/kPa]	7.49			6.54	87.32
DLCO/VA	[mmol/min/kPa/L]	1.46			1.47	100.59

■ **MEFV 曲线特点**：呼气起始无犹豫，呼气相升支陡直上升，呼气相降支曲线光滑，吸呼环闭合，外推容积＜5％FVC，肺功能质控合格。

■ **肺功能测定结果**：VC、FVC、FEV_1、FEV_1/FVC、PEF、RV、TLC、RV/TLC、D_LCO 均基本正常，FEF_{25}、FEF_{50}、FEF_{75}、$FEF_{25\sim75}$ 均下降。

■ **肺功能诊断**：小气道功能障碍；一氧化碳弥散量正常。

■ **解析**：根据受试者的流量-容积曲线分析：FVC、FEV_1、FEV_1/FVC 均正常，反映小气道功能的 3 项指标 FEF_{50}、FEF_{75}、$FEF_{25\sim75}$ 中，都低于预计值的 65％，用力快速呼气终末出现流速下降和图形的凹陷。PEF 与术后的咳痰能力密切相关，若 PEF＞3 L/min，则受试者咳痰能力较强，不容易发生分泌物阻塞；否则发生分泌物阻塞的风险较高，需特别加强深呼吸锻炼和咳嗽锻炼，以及其他改善术后气道和肺泡引流的措施。受试者 PEF 是 5.51 L/min，大于 3 L/min，推测不易发生分泌物阻塞，手术风险评估见例 23，肺功能报告诊断为小气道功能障碍，手术可考虑。

例 81

女,46 岁,身高 166 cm,体重 75 kg,吸烟 25 包年,因胸闷于呼吸科就诊。

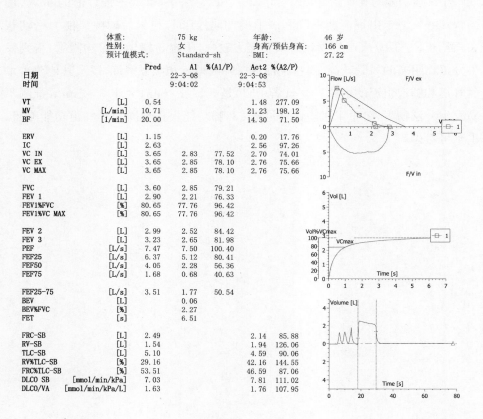

		体重: 性别: 预计值模式:	75 kg 女 Standard-sh			年龄: 身高/预估身高: BMI:	46 岁 166 cm 27.22	
		Pred	A1	%(A1/P)		Act2	%(A2/P)
日期 时间			22-3-08 9:04:02			22-3-08 9:04:53	
VT	[L]	0.54				1.48	277.09
MV	[L/min]	10.71				21.23	198.12
BF	[1/min]	20.00				14.30	71.50
ERV	[L]	1.15				0.20	17.76
IC	[L]	2.63				2.56	97.26
VC IN	[L]	3.65	2.83	77.52		2.70	74.01
VC EX	[L]	3.65	2.85	78.10		2.76	75.66
VC MAX	[L]	3.65	2.85	78.10		2.76	75.66
FVC	[L]	3.60	2.85	79.21			
FEV 1	[L]	2.90	2.21	76.33			
FEV1%FVC	[%]	80.65	77.76	96.42			
FEV1%VC MAX	[%]	80.65	77.76	96.42			
FEV 2	[L]	2.99	2.52	84.42			
FEV 3	[L]	3.23	2.65	81.98			
PEF	[L/s]	7.47	7.50	100.40			
FEF25	[L/s]	6.37	5.12	80.41			
FEF50	[L/s]	4.05	2.28	56.36			
FEF75	[L/s]	1.68	0.68	40.63			
FEF25-75	[L/s]	3.51	1.77	50.54			
BEV	[L]		0.06				
BEV%FVC	[%]		2.27				
FET	[s]	6.51					
FRC-SB	[L]	2.49				2.14	85.88
RV-SB	[L]	1.54				1.94	126.06
TLC-SB	[L]	5.10				4.59	90.06
RV%TLC-SB	[%]	29.16				42.16	144.55
FRC%TLC-SB	[%]	53.51				46.59	87.06
DLCO SB	[mmol/min/kPa]	7.03				7.81	111.02
DLCO/VA	[mmol/min/kPa/L]	1.63				1.76	107.95

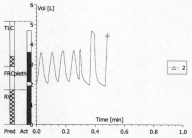

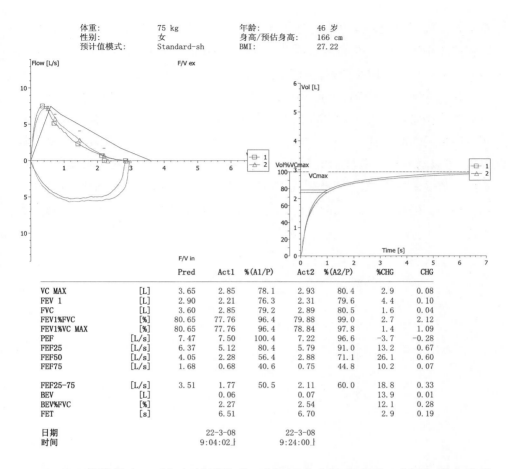

	体重:	75 kg		年龄:	46 岁
	性别:	女		身高/预估身高:	166 cm
	预计值模式:	Standard-sh		BMI:	27.22

		Pred	Act1	%(A1/P)	Act2	%(A2/P)	%CHG	CHG
VC MAX	[L]	3.65	2.85	78.1	2.93	80.4	2.9	0.08
FEV 1	[L]	2.90	2.21	76.3	2.31	79.6	4.4	0.10
FVC	[L]	3.60	2.85	79.2	2.89	80.5	1.6	0.04
FEV1%FVC	[%]	80.65	77.76	96.4	79.88	99.0	2.7	2.12
FEV1%VC MAX	[%]	80.65	77.76	96.4	78.84	97.8	1.4	1.09
PEF	[L/s]	7.47	7.50	100.4	7.22	96.6	-3.7	-0.28
FEF25	[L/s]	6.37	5.12	80.4	5.79	91.0	13.2	0.67
FEF50	[L/s]	4.05	2.28	56.4	2.88	71.1	26.1	0.60
FEF75	[L/s]	1.68	0.68	40.6	0.75	44.8	10.2	0.07
FEF25-75	[L/s]	3.51	1.77	50.5	2.11	60.0	18.8	0.33
BEV	[L]		0.06		0.07		13.9	0.01
BEV%FVC	[%]		2.27		2.54		12.1	0.28
FET	[s]		6.51		6.70		2.9	0.19

日期			22-3-08		22-3-08			
时间			9:04:02上		9:24:00上			

■ **MEFV 曲线特点**：呼气起始无犹豫，呼气相升支陡直上升，呼气相降支曲线光滑，吸呼环闭合，外推容积＜0.15 L，肺功能质控合格。

■ **肺功能测定结果**：VC、FVC、FEV_1、FEF_{50}、FEF_{75}、$FEF_{25\sim75}$ 均下降，FEV_1/FVC、FEF_{25}、TLC 均基本正常，PEF、D_LCO 正常，RV、RV/TLC 均升高。

■ **肺功能诊断**：小气道功能障碍；一氧化碳弥散量正常。

■ **解析**：通过图形变化分析可知：流量-容积曲线横坐标上 FVC 的大小正常，高容积图形基本正常，用力快速呼气终末出现流速下降和图形的凹陷。通过数值变化分析可知：表现为 PEF 和 FEF_{25} 基本正常，FEF_{50}、FEF_{75}、$FEF_{25\sim75}$，均低于预计值的 65％，考虑是小气道功能障碍更合适，有以下两点分析：① FVC 和 VC 都是肺容量指标，取较大值作为判断限制性障碍的指标，此报告中应该取 FVC 的测定值，占预计值 79.21％，接近临界值，而 TLC 正常，不考虑限制。② 注意患者支气管舒张试验的结果报告单,舒张后两次图形基本吻合。第二次流量-容积曲线相当于第一次的延伸,前后两次 FEV$_1$ 几乎没有改变,但是 FVC 变大为 80.4%。比较这两组数据发现支气管舒张试验为阴性,且图形基本吻合。

在常规肺通气检查时,肺功能测定结果在临界值(正常值下限),这就容易给解读造成困难,难以准确诊断,需要结合病史,以呼吸生理为基础综合分析各项测定结果后诊断。肺功能检查技术员需要注意的是,测定时如果碰到结果为临界值,可以耐心指导受试者用力吸足,用力呼气呼至 6 秒或出现平台超过 1 秒。有些气流受限的患者,甚至能呼气 15 秒或更长,这样有些指标更加清晰,诊断更加容易些。但是要注意受试者的安全,防止呼气过程中产生晕厥、肢体麻木等不适。

例 82

男,31 岁,身高 188 cm,体重 121 kg,哮喘定期随访。

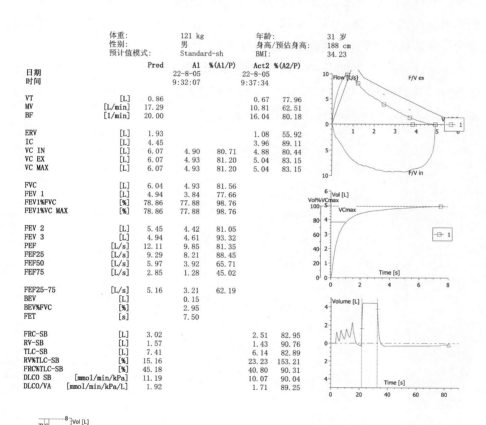

		Pred	A1	%(A1/P)	Act2	%(A2/P)
体重:		121 kg				
性别:		男				
预计值模式:		Standard-sh				
年龄:		31 岁				
身高/预估身高:		188 cm				
BMI:		34.23				
日期			22-8-05		22-8-05	
时间			9:32:07		9:37:34	
VT	[L]	0.86			0.67	77.96
MV	[L/min]	17.29			10.81	62.51
BF	[1/min]	20.00			16.04	80.18
ERV	[L]	1.93			1.08	55.92
IC	[L]	4.45			3.96	89.11
VC IN	[L]	6.07	4.90	80.71	4.88	80.44
VC EX	[L]	6.07	4.93	81.20	5.04	83.15
VC MAX	[L]	6.07	4.93	81.20	5.04	83.15
FVC	[L]	6.04	4.93	81.56		
FEV 1	[L]	4.94	3.84	77.66		
FEV1%FVC	[%]	78.86	77.88	98.76		
FEV1%VC MAX	[%]	78.86	77.88	98.76		
FEV 2	[L]	5.45	4.42	81.05		
FEV 3	[L]	4.94	4.61	93.32		
PEF	[L/s]	12.11	9.85	81.35		
FEF25	[L/s]	9.29	8.21	88.45		
FEF50	[L/s]	5.97	3.92	65.71		
FEF75	[L/s]	2.85	1.28	45.02		
FEF25-75	[L/s]	5.16	3.21	62.19		
BEV	[L]		0.15			
BEV%FVC	[%]		2.95			
FET	[s]		7.50			
FRC-SB	[L]	3.02			2.51	82.95
RV-SB	[L]	1.57			1.43	90.76
TLC-SB	[L]	7.41			6.14	82.89
RV%TLC-SB	[%]	15.16			23.23	153.21
FRC%TLC-SB	[%]	45.18			40.80	90.31
DLCO SB	[mmol/min/kPa]	11.19			10.07	90.04
DLCO/VA	[mmol/min/kPa/L]	1.92			1.71	89.25

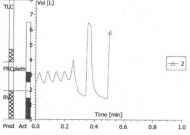

■ **MEFV 曲线特点**：呼气有爆发力，呼气相降支曲线平滑，呼吸环闭合，外推容积$<5\%$FVC，肺功能质控合格。

■ **肺功能测定结果**：VC、FVC、FEV_1/FVC、PEF、FEF_{25}、RV、TLC、D_LCO 均基本正常，FEF_1、FEF_{50}、FEF_{75}、$FEF_{25\sim75}$ 下降。

■ **肺功能诊断**：小气道功能障碍；一氧化碳弥散量正常。

■ **解析**：患者年龄 31 岁，哮喘定期随访，其 BMI 是 $34.23\ kg/m^2$，严重肥胖，但 VC、FVC、TLC 均正常，排除限制性通气功能障碍。其 MEFV 曲线显示低容积图形呈凹陷性改变，FEF_{50}、FEF_{75}、$FEF_{25\sim75}$ 有两项指标低于 65%，由此可判定为小气道功能障碍，一氧化碳弥散量正常。

需要注意的是，此报告中一口气呼吸法测定的 TLC 是 6.14 L，RV 是 1.43 L，计算出两者差值即 VC 是 4.71 L，显著低于直接测定法 VC 的实测值 5.04 L，这里的 RV、TLC、RV/TLC 是不可靠结果。

例⑧③

男,31 岁,身高 188 cm,体重 121 kg,哮喘定期随访。

		体重:	121 kg	年龄:	31 岁
		性别:	男	身高/预估身高:	188 cm
		预计值模式:	Standard-sh	BMI:	34.23

		Pred	A1	%(A1/P)	Act2 %(A2/P)
日期			22-8-05		
时间			9:32:07		
VT	[L]	0.86			
MV	[L/min]	17.29			
BF	[1/min]	20.00			
ERV	[L]	1.93			
IC	[L]	4.45			
VC IN	[L]	6.07	3.21	52.90	
VC EX	[L]	6.07	4.50	74.20	
VC MAX	[L]	6.07	4.50	74.20	
FVC	[L]	6.04	4.50	74.53	
FEV 1	[L]	4.94	3.80	76.93	
FEV1%FVC	[%]	78.86	84.44	107.07	
FEV1%VC MAX	[%]	78.86	84.44	107.07	
FEV 2	[L]	5.45	4.34	79.52	
FEV 3	[L]	4.94			
PEF	[L/s]	12.11	9.75	80.52	
FEF25	[L/s]	9.29	8.81	94.90	
FEF50	[L/s]	5.97	4.62	77.42	
FEF75	[L/s]	2.85	1.79	62.70	
FEF25-75	[L/s]	5.16	3.92	75.91	
BEV	[L]		0.17		
BEV%FVC	[%]		3.68		
FET	[s]		2.63		
FRC-SB	[L]	3.02			
RV-SB	[L]	1.57			
TLC-SB	[L]	7.41			
RV%TLC-SB	[%]	15.16			
FRC%TLC-SB	[%]	45.18			
DLCO SB	[mmol/min/kPa]	11.19			
DLCO/VA	[mmol/min/kPa/L]	1.92			

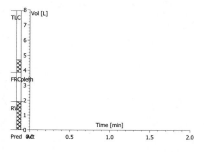

■ **解析**：本例属于不可接受测试，不符合质控要求。受试者用力呼气无犹豫，呼气爆发力好，呼气相升支陡直，呼气相降支曲线光滑，但存在用力吸气不足、用力呼气未呼至 6 秒或呼气末平台未达到 1 秒，测试无效。如果不仔细观察，不注重操作质量，加上患者 BMI 是 34.23 kg/m²，很容易误诊断为限制性通气功能障碍。此例和例 82 是同一个受试者，确诊哮喘 5 年，定期随访，真实的 MEFV 曲线（参见例 82）是低容积图形呈凹陷性改变，FEF_{50}、FEF_{75}、$FEF_{25\sim75}$ 有 2 项指标低于 65%，肺功能诊断是小气道功能障碍。

例84

男,31 岁,身高 188 cm,体重 121 kg,哮喘定期随访。

			体重:	121 kg		年龄:	31 岁
			性别:	男		身高/预估身高:	188 cm
			预计值模式:	Standard-sh		BMI:	34.23
		Pred	A1	%(A1/P)	Act2	%(A2/P)	
日期			22-8-05				
时间			9:32:07				
VT	[L]	0.86					
MV	[L/min]	17.29					
BF	[1/min]	20.00					
ERV	[L]	1.93					
IC	[L]	4.45					
VC IN	[L]	6.07	4.83	79.57			
VC EX	[L]	6.07	4.70	77.43			
VC MAX	[L]	6.07	4.83	79.57			
FVC	[L]	6.04	4.70	77.77			
FEV 1	[L]	4.94	3.75	75.98			
FEV1%FVC	[%]	78.86	79.91	101.34			
FEV1%VC MAX	[%]	78.86	77.76	98.61			
FEV 2	[L]	5.45	4.29	78.70			
FEV 3	[L]	4.94	4.47	90.45			
PEF	[L/s]	12.11	8.46	69.92			
FEF25	[L/s]	9.29	8.35	89.88			
FEF50	[L/s]	5.97	3.65	61.17			
FEF75	[L/s]	2.85	1.25	43.86			
FEF25-75	[L/s]	5.16	3.21	62.15			
BEV	[L]		0.16				
BEV%FVC	[%]		3.32				
FET	[s]		6.03				
FRC-SB	[L]	3.02					
RV-SB	[L]	1.57					
TLC-SB	[L]	7.41					
RV%TLC-SB	[%]	15.16					
FRC%TLC-SB	[%]	45.18					
DLCO SB	[mmol/min/kPa]	11.19					
DLCO/VA	[mmol/min/kPa/L]	1.92					

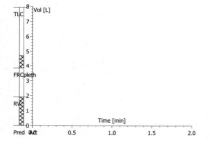

■ **解析：** 本例属于不可接受测试，不符合质控要求。存在呼气爆发力不足，出现第一秒内舌头堵塞咬口的问题，测试无效。肺功能诊断不能只看数据，一定要先看 MEFV 图形，在受试者配合质量良好的情况下，解读肺功能指标。此例和例 82 是同一个受试者，其真实的肺功能报告是小气道功能障碍。

例⑧

女, 70 岁, 身高 157 cm, 体重 57 kg, 因喘息于呼吸科就诊。

		体重:	57 kg		年龄:	70 岁	
		性别:	女		身高/预估身高:	157 cm	
		预计值模式:	Standard-sh		BMI:	23.12	
		Pred	A1	%(A1/P)	Act2	%(A2/P)	
日期			22-3-07		22-3-07		
时间			15:12:01		15:16:0		
VT	[L]	0.41			0.64	157.14	
MV	[L/min]	8.14			21.58	265.06	
BF	[1/min]	20.00			33.73	168.67	
ERV	[L]	0.77			0.56	73.04	
IC	[L]	1.92			1.84	95.92	
VC IN	[L]	2.67	2.10	78.85	2.29	86.05	
VC EX	[L]	2.67	2.37	88.79	2.40	90.06	
VC MAX	[L]	2.67	2.37	88.79	2.40	90.06	
FVC	[L]	2.56	2.37	92.54			
FEV 1	[L]	1.91	1.74	91.41			
FEV1%FVC	[%]	77.40	73.61	95.10			
FEV1%VC MAX	[%]	77.40	73.61	95.10			
FEV 2	[L]	2.14	2.02	94.54			
FEV 3	[L]	2.09	2.16	103.56			
PEF	[L/s]	6.24	6.58	105.33			
FEF25	[L/s]	5.61	5.39	95.99			
FEF50	[L/s]	3.05	1.83	59.79			
FEF75	[L/s]	0.71	0.38	53.50			
FEF25-75	[L/s]	2.44	1.13	46.21			
BEV	[L]		0.05				
BEV%FVC	[%]		2.20				
FET	[s]		5.92				
FRC-SB	[L]	2.60			2.29	88.10	
RV-SB	[L]	1.86			1.73	92.91	
TLC-SB	[L]	4.52			4.07	90.00	
RV%TLC-SB	[%]	39.56			42.38	107.14	
FRC%TLC-SB	[%]	56.58			56.23	99.39	
DLCO SB	[mmol/min/kPa]	5.09			4.93	96.95	
DLCO/VA	[mmol/min/kPa/L]	1.37			1.25	91.39	

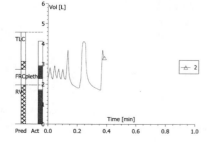

- **MEFV 曲线特点**：呼气起始无犹豫，呼气相升支陡直上升，呼气相降支曲线平滑，外推容积＜0.15 L，肺功能质控合格。

- **肺功能测定结果**：肺功能测定结果：VC、FVC、FEV_1、FEV_1/FVC、FEF_{25}、RV、TLC、RV/TLC、D_LCO 均基本正常，PEF 正常，FEF_{50}、FEF_{75}、$FEF_{25\sim75}$ 均下降。

- **肺功能诊断**：小气道功能障碍；一氧化碳弥散量正常。

- **解析**：用力肺活量检查有两种方式，第一种：深吸气法，即均匀平静地呼吸，在潮气呼气末，深吸气至 TLC 位，爆发呼气并持续呼气至 RV 位，从 RV 位快速深吸气至 TLC 位。第二种：深呼气法，即均匀平静地呼气，在潮气吸气末，深慢呼气至 RV 位，从 RV 位快速深吸气至 TLC 位，爆发呼气并持续呼气至 RV 位。两种方法皆可，第一种应用较广。由流量-容积曲线图形分析可见，该受试者的呼气相曲线，迅速达到峰值之后，曲线立刻开始向下凹陷，并且 FEF_{50}、FEF_{75}、$FEF_{25\sim75}$ 均低于预计值的 65％。结合图形和数据，判定为小气道功能障碍，一氧化碳弥散量正常。

例⑧⑥

女,70 岁,身高 157 cm,体重 57 kg,因喘息于呼吸科就诊。

		体重:	57 kg			年龄:	70 岁
		性别:	女			身高/预估身高:	157 cm
		预计值模式:	Standard-sh			BMI:	23.12

		Pred	A1	%(A1/P)	Act2 %(A2/P)
日期			22-3-07		
时间			15:12:01		
VT	[L]	0.41			
MV	[L/min]	8.14			
BF	[1/min]	20.00			
ERV	[L]	0.77			
IC	[L]	1.92			
VC IN	[L]	2.67	1.65	62.04	
VC EX	[L]	2.67	2.01	75.40	
VC MAX	[L]	2.67	2.01	75.40	
FVC	[L]	2.56	2.01	78.58	
FEV 1	[L]	1.91	1.71	89.74	
FEV1%FVC	[%]	77.40	85.09	109.94	
FEV1%VC MAX	[%]	77.40	85.09	109.94	
FEV 2	[L]	2.14	1.97	91.95	
FEV 3	[L]	2.09			
PEF	[L/s]	6.24	6.97	111.61	
FEF25	[L/s]	5.61	5.46	97.23	
FEF50	[L/s]	3.05	1.63	53.53	
FEF75	[L/s]	0.71	0.69	97.34	
FEF25-75	[L/s]	2.44	1.81	74.10	
BEV	[L]		0.06		
BEV%FVC	[%]		2.99		
FET	[s]		2.37		
FRC-SB	[L]	2.60			
RV-SB	[L]	1.86			
TLC-SB	[L]	4.52			
RV%TLC-SB	[%]	39.56			
FRC%TLC-SB	[%]	56.58			
DLCO SB	[mmol/min/kPa]	5.09			
DLCO/VA	[mmol/min/kPa/L]	1.37			

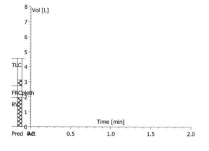

■ **解析**：本例属于不可接受测试，不符合质控要求。受试者做流量-容积曲线时，存在以下问题：吸气曲线不够饱满光滑、呼气时间未达到 6 秒或呼气末平台未达到 1 秒、用力呼气第一秒内出现咳嗽、吸呼环未闭合等问题，配合差，肺功能质控不合格。若配合较好，呼气时间达到 6 秒，且呼气过程中无中断，无咳嗽，无舌头或牙齿堵塞咬口的情况，所测的 FVC 占预计值 80％以上（参见例 85 配合较佳），诊断肺功能报告前一定要看 MEFV 曲线图形的操作质量，不能单独根据数据进行诊断。

例 87

女,70 岁,身高 157 cm,体重 57 kg,因喘息于呼吸科就诊。

		体重:	57 kg		年龄:	70 岁
		性别:	女		身高/预估身高:	157 cm
		预计值模式:	Standard-sh		BMI:	23.12
		Pred	A1	%(A1/P)	Act2	%(A2/P)
日期			22-3-07			
时间			15:12:01			
VT	[L]	0.41				
MV	[L/min]	8.14				
BF	[1/min]	20.00				
ERV	[L]	0.77				
IC	[L]	1.92				
VC IN	[L]	2.67	1.77	66.54		
VC EX	[L]	2.67	1.80	67.56		
VC MAX	[L]	2.67	1.80	67.56		
FVC	[L]	2.56	1.80	70.41		
FEV 1	[L]	1.91	1.70	88.98		
FEV1%FVC	[%]	77.40	94.16	121.66		
FEV1%VC MAX	[%]	77.40	94.16	121.66		
FEV 2	[L]	2.14				
FEV 3	[L]	2.09				
PEF	[L/s]	6.24	6.41	102.62		
FEF25	[L/s]	5.61	5.32	94.72		
FEF50	[L/s]	3.05	2.94	96.42		
FEF75	[L/s]	0.71	1.13	158.83		
FEF25-75	[L/s]	2.44	2.35	96.22		
BEV	[L]		0.04			
BEV%FVC	[%]		2.44			
FET	[s]		1.28			
FRC-SB	[L]	2.60				
RV-SB	[L]	1.86				
TLC-SB	[L]	4.52				
RV%TLC-SB	[%]	39.56				
FRC%TLC-SB	[%]	56.58				
DLCO SB	[mmol/min/kPa]	5.09				
DLCO/VA	[mmol/min/kPa/L]	1.37				

■ **解析：** 本例属于不可接受测试，不符合质控要求。受试者做流量-容积曲线时，存在以下问题：吸气未吸满、吸气过程中舌头堵塞了一下咬口、呼气中断、呼气时间未达到 6 秒或呼气末平台未达到 1 秒等问题。如果不重视肺功能检查的质控原则，MEFV 曲线看上去呼气起始无犹豫，呼气有爆发力，呼气相升支陡直上升，呼气相降支曲线平滑，吸呼环闭合；从数据分析，FVC＜80％，FEV_1/FVC 正常，诊断为轻度限制性通气功能障碍。对比例 85（配合较佳），呼气时间延长，呼气相的曲线也相应延长，可以发现 FVC 正常，中、低容积出现明显的凹陷性改变。肺功能结果受很多因素影响，同一患者不同的配合肺功能数据完全不同，肺功能检查应该规范化、标准化。

第七章
特殊类型肺功能

本章列举了以下内容。① 大气道阻塞：大气道横截面积小，轻微阻塞即可出现高容积呼气或吸气流量的显著下降，MEFV 曲线或 MIFV 曲线常有特征性变化，与中、小气道（周围气道）阻塞差别较大，患者的临床特点、评价和治疗手段也有较大差别，应结合病史及 MEFV 曲线、MIFV 曲线，出具肺功能诊断报告。需要说明的是，大气道阻塞并非都有相同的典型的肺功能图形表现，依据不同的阻塞部位、不同严重程度及机体不同的代偿动力学机制，表现非常多样化，需要结合其他肺功能检查表现、影像学和支气管镜等相关检测结果来确定。② 睡眠呼吸暂停综合征（OSAS）。③ 单纯换气功能障碍的肺功能报告。④ 某些特殊人群的肺功能报告，预计值的适用范围不同，高龄老人、特别矮小、特别肥胖、强劳动者、运动员等不同人群采用通用的预计值时，需密切关注自身数值的前后变化，避免低估功能损害的程度。

例⑧⑧

女,46 岁,身高 163 cm,体重 63 kg,咳嗽、咳泡沫痰伴胸闷 5 月余。

		年龄:	46 岁		体重:	63 kg
		性别:	女		身高/预估身高:	163 cm
		预计值模式:	Standard-sh		BMI:	23.71

日期 时间		Pred	A1 15-11-6 9:23:39	%(A1/P)	Act2 %(A2/P)
VT	[L]	0.45	0.89	198.33	
MV	[L/min]	9.00	19.09	212.07	
BF	[1/min]	20.00	21.38	106.92	
ERV	[L]	1.07	0.43	40.26	
IC	[L]	2.31	3.23	139.47	
VC IN	[L]	3.32	3.66	110.05	
VC EX	[L]	3.32	3.54	110.62	
VC MAX	[L]	3.32	3.66	110.05	
FVC	[L]	3.26	3.54	108.85	
FEV 1	[L]	2.66	2.53	94.93	
FEV1%FVC	[%]	81.96	71.31	87.00	
FEV1%VC MAX	[%]	81.96	69.09	84.29	
FEV 2	[L]	2.89	3.16	109.51	
FEV 3	[L]	3.01	3.33	110.65	
PEF	[L/s]	6.91	3.15	45.57	
FEF25	[L/s]	6.12	2.83	46.28	
FEF50	[L/s]	3.88	2.60	66.97	
FEF75	[L/s]	1.58	1.02	64.48	
FEF25-75	[L/s]	3.33	2.07	62.11	
BEV	[L]		0.04		
BEV%FVC	[%]		1.10		
FET	[s]		7.14		
FRC-SB	[L]	2.56	2.36	92.11	
RV-SB	[L]	1.58	1.93	122.29	
TLC-SB	[L]	4.86	5.52	113.69	
RV%TLC-SB	[%]	31.76	34.88	109.84	
FRC%TLC-SB	[%]	54.29	42.68	78.62	
DLCO SB	[mmol/min/kPa]	6.60	8.09	122.53	
DLCO/VA	[mmol/min/kPa/L]	1.56	1.50	96.05	

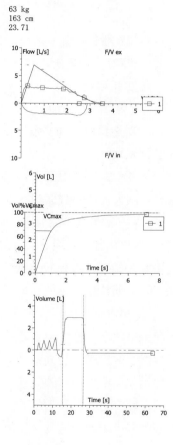

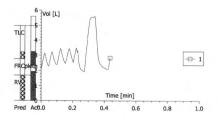

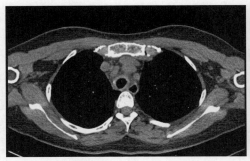 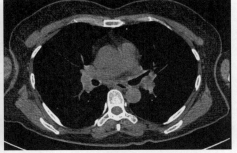

图 88‑1　气管壁增厚　　　　　　　　　图 88‑2　支气管壁增厚

■ **MEFV 曲线特点：** 肺功能质控合格。吸气相曲线表现为平台样改变，PIF（最大吸气流量）显著降低；呼气相曲线表现为平台样改变，PEF（呼气峰流量）显著下降。

■ **肺功能测定结果：** VC、FVC、D_LCO 均正常，FEV_1、RV/TLC 均基本正常，FEV_1/FVC、PEF、FEF_{25}、FEF_{50}、FEF_{75} 均下降，RV 升高。

■ **肺功能诊断：** 轻度阻塞性通气功能障碍，符合固定性大气道阻塞；一氧化碳弥散量正常。

■ **解析：** 大气道阻塞指口咽下的上气道、气管的阻塞，或主支气管的单侧或双侧阻塞。因大气道横截面积非常小，轻微阻塞即可导致流量的显著下降，故呼气和吸气 F‑V 环的变化非常显著，常伴有特征性变化。固定性大气道狭窄是指大气道狭窄，气道内径不随吸、呼气时相变化，气道阻力恒定，对吸气和呼气的影响相似。此患者 MEFV 曲线比较典型，PEF 和 PIF（最大吸气流量）恒定，且显著下降，MEFV 和 MIFV 曲线呈对称的梯形，FEF_{50} 和 FIF_{50} 之比接近或等于 1（此指标临床应用较少）。此患者行气管三维重建（图 88‑1 和图 88‑2）显示：气管及支气管管壁增厚，管腔轻度狭窄。影像学诊断：气管及支气管管壁较广泛增厚，管腔轻度狭窄，纵隔内多发小淋巴结。行气管镜活检病理示：（气管前壁）黏膜上皮磷化，免疫组化结果提示未见明显恶行肿瘤细胞。肺功能检查诊断为轻度阻塞性通气功能障碍，提示固定性大气道阻塞可能，与临床诊断气管管腔狭窄一致。结合临床和肺功能检查，诊断为轻度阻塞性通气功能障碍，弥散功能正常，符合固定性大气道阻塞。需要特别强调地是，单纯凭借肺功能检查数据诊断轻度阻塞性通气功能障碍是不够的，应注重与其他疾病导致的阻塞性通气功能相鉴别。比如，此类型的流量-容积曲线的吸气和呼气支均平坦，特征比较典型。流量-容积曲线是解读肺功能测定的重要部分，解读报告前，应首先看图形，单独依靠数值不能筛查出胸廓内大气道阻塞。

例89

女,36 岁,身高 168 cm,体重 67 kg,确诊复发性多软骨炎 1 年余。

年龄:		36 岁		体重:	67 kg	
性别:		女		身高/预估身高:	168 cm	
预计值模式:		Standard-sh		BMI:	23.74	

		Pred	A1	%(A1/P)	Act2	%(A2/P)
日期			22-2-21		22-2-21	
时间			13:50:53		13:52:0:	
VT	[L]	0.48			0.77	160.54
MV	[L/min]	9.57			9.43	98.55
BF	[1/min]	20.00			12.28	61.39
ERV	[L]	1.26			0.62	49.43
IC	[L]	2.56			2.95	115.25
VC IN	[L]	3.75	3.18	84.98	3.57	95.23
VC EX	[L]	3.75	3.44	91.95	3.38	90.37
VC MAX	[L]	3.75	3.44	91.95	3.57	95.23
FVC	[L]	3.69	3.44	93.37		
FEV 1	[L]	3.10	2.55	82.28		
FEV1%FVC	[%]	83.70	74.02	88.43		
FEV1%VC MAX	[%]	83.70	74.02	88.43		
FEV 2	[L]	3.28	3.04	92.56		
FEV 3	[L]	3.41	3.21	94.12		
PEF	[L/s]	7.45	3.42	45.94		
FEF25	[L/s]	6.53	3.39	51.81		
FEF50	[L/s]	4.37	3.00	68.71		
FEF75	[L/s]	2.03	0.89	43.78		
FEF25-75	[L/s]	3.85	2.16	56.24		
BEV	[L]		0.08			
BEV%FVC	[%]		2.20			
FET	[s]		7.51			
FRC-SB	[L]	2.67			2.28	85.49
RV-SB	[L]	1.51			1.66	110.00
TLC-SB	[L]	5.20			5.17	99.50
RV%TLC-SB	[%]	28.18			32.09	113.87
FRC%TLC-SB	[%]	52.84			44.10	83.47
DLCO SB	[mmol/min/kPa]	7.36			7.32	99.42
DLCO/VA	[mmol/min/kPa/L]	1.63			1.46	89.16

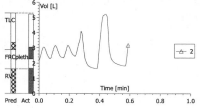

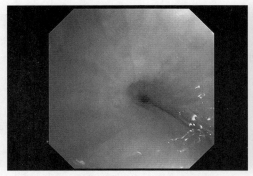
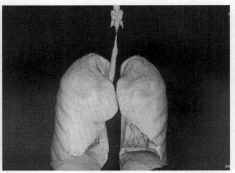

图 89‑1　声门下气管上段管腔塌陷狭窄　　　　图 89‑2　气管三维重建

■ **MEFV 曲线特点：** 吸气相曲线表现为平台样改变，PIF 显著降低；呼气相曲线表现为平台样改变，PEF 显著下降；肺功能质控合格。

■ **肺功能测定结果：** VC、FVC、FEV_1、RV、TLC、RV/TLC、D_LCO 均基本正常，FEV_1/FVC、PEF、FEF_{25}、FEF_{50}、FEF_{75} 均下降。

■ **肺功能诊断：** 轻度阻塞性通气功能障碍，符合固定性大气道阻塞；一氧化碳弥散量正常。

■ **解析：** 大气道阻塞（UAO）根据上气道梗阻部位在胸廓入口以内或以外，可分为胸内型 UAO 和胸外型 UAO；根据梗阻时是否会受吸气或呼气流量的影响，可分为固定型 UAO 和可变型 UAO。固定型 UAO 气道内径不随吸、呼气时相变化，气道阻力恒定，对吸气和呼气的影响相似。可变型 UAO 阻塞程度随吸、呼气时相变化，吸气和呼气时因为胸腔压力、气道扩张与回缩、气道阻力变化，曲线呈现一定的特点。患者确诊复发性多软骨炎 1 年余，胸闷、气急较明显，行气管镜检查，镜检所见（图 89‑1）声门下气管上段软骨环消失，管腔塌陷狭窄，狭窄以下气管软骨环存在。行胸部 CT 气管三维重建（图 89‑2）放射学诊断：约声门下方水平气管壁稍增厚伴管腔狭窄，符合复发性多软骨炎改变。结合临床和肺功能检查，肺功能报告诊断为轻度阻塞性通气功能障碍，符合固定性大气道阻塞，一氧化碳弥散量正常。解读肺功能报告一定要结合数据和图形一起分析，肺功能检查在疾病诊治过程中有着独特的作用。

例⑨⓪

男，53 岁，身高 172 cm，体重 65 kg，胸闷气喘、进行性加重 2 月余。

			年龄：	53 岁		体重：	65 kg	
			性别：	男		身高/预估身高：	172 cm	
			预计值模式：	Standard-sh		BMI：	21.97	
			Pred	A1	%(A1/P)	Act2	%(A2/P)	
日期				22-2-09		22-2-09		
时间				15:43:16		15:43:5		
VT	[L]		0.46			0.60	129.75	
MV	[L/min]		9.29			16.18	174.21	
BF	[1/min]		20.00			26.85	134.27	
ERV	[L]		1.39			1.79	128.69	
IC	[L]		2.80			1.98	70.61	
VC IN	[L]		4.21	4.42	104.84	3.77	89.53	
VC EX	[L]		4.21	4.21	99.97	3.50	83.09	
VC MAX	[L]		4.21	4.42	104.84	3.77	89.53	
FVC	[L]		4.07	4.21	103.49			
FEV 1	[L]		3.33	1.41	42.33			
FEV1%FVC	[%]		80.22	33.49	41.74			
FEV1%VC MAX	[%]		80.22	31.93	39.81			
FEV 2	[L]		3.78	2.49	66.07			
FEV 3	[L]		3.68	3.54	96.24			
PEF	[L/s]		9.32	1.24	13.32			
FEF25	[L/s]		7.94	1.24	15.63			
FEF50	[L/s]		4.63	1.24	26.79			
FEF75	[L/s]		1.69	0.93	54.65			
FEF25-75	[L/s]		3.72	1.19	32.11			
BEV	[L]			0.36				
BEV%FVC	[%]			8.56				
FET	[s]			5.75				
FRC-SB	[L]		3.48			4.32	124.28	
RV-SB	[L]		2.05			2.53	123.18	
TLC-SB	[L]		6.26			6.88	109.90	
RV%TLC-SB	[%]		33.22			36.77	110.67	
FRC%TLC-SB	[%]		51.21			62.85	122.74	
DLCO SB	[mmol/min/kPa]		8.06			11.06	137.18	
DLCO/VA	[mmol/min/kPa/L]		1.43			1.64	115.08	

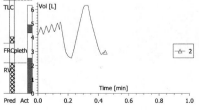

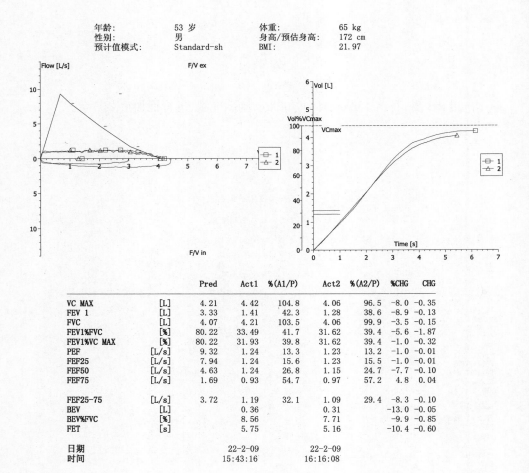

年龄:	53 岁	体重:	65 kg
性别:	男	身高/预估身高:	172 cm
预计值模式:	Standard-sh	BMI:	21.97

		Pred	Act1	%(A1/P)	Act2	%(A2/P)	%CHG	CHG
VC MAX	[L]	4.21	4.42	104.8	4.06	96.5	-8.0	-0.35
FEV 1	[L]	3.33	1.41	42.3	1.28	38.6	-8.9	-0.13
FVC	[L]	4.07	4.21	103.5	4.06	99.9	-3.5	-0.15
FEV1%FVC	[%]	80.22	33.49	41.7	31.62	39.4	-5.6	-1.87
FEV1%VC MAX	[%]	80.22	31.93	39.8	31.62	39.4	-1.0	-0.32
PEF	[L/s]	9.32	1.24	13.3	1.23	13.2	-1.0	-0.01
FEF25	[L/s]	7.94	1.24	15.6	1.23	15.5	-1.0	-0.01
FEF50	[L/s]	4.63	1.24	26.8	1.15	24.7	-7.7	-0.10
FEF75	[L/s]	1.69	0.93	54.7	0.97	57.2	4.8	0.04
FEF25-75	[L/s]	3.72	1.19	32.1	1.09	29.4	-8.3	-0.10
BEV	[L]		0.36		0.31		-13.0	-0.05
BEV%FVC	[%]		8.56		7.71		-9.9	-0.85
FET	[s]		5.75		5.16		-10.4	-0.60
日期			22-2-09		22-2-09			
时间			15:43:16		16:16:08			

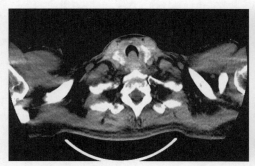

图 90-1 气管变窄,软组织增多

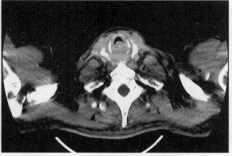

图 90-2 气管变窄,软组织增多

■ **MEFV 曲线特点**：吸气相曲线表现为平台样改变，PIF 显著降低；呼气相曲线表现为平台样改变，PEF 显著下降；肺功能质控合格。

■ **肺功能测定结果**：VC、TLC、RV/TLC 均基本正常，FEV_1、FEV_1/FVC、PEF、FEF_{25}、FEF_{50}、FEF_{75} 均下降，RV 升高；支气管舒张试验阴性。

■ **肺功能诊断**：重度阻塞性通气功能障碍，符合固定性大气道阻塞；一氧化碳弥散量正常；支气管舒张试验阴性。

■ **解析**：患者行胸部 CT 气管三维重建（图 90-1 和图 90-2）放射学显示：颈椎术后改变，颈椎术区前方软组织增多，伴毗邻气管受压变窄；行喉镜下可见会厌披裂不开，右侧声带固定，声门裂可，诊断为喉梗阻Ⅱ度；行气管镜检查：见声门下气管后壁黏膜下膨隆，黏膜表面光滑，未见新生物。此患者肺活量是正常的，因为临床这些因素导致吸气、呼气受限，单位时间内吸不进、呼不出，PEF、PIF 显著下降，吸气呼气过程中有阻塞声，属于胸外型、固定型 UAO，一般此类患者的肺功能图形比较典型。呼吸科及胸外科医生考虑与颈椎前病变有关，建议患者至骨科，开刀医生行颈椎前探查明确病变性质。结合临床表现和肺功能检查诊断为重度阻塞性通气功能障碍，符合固定性大气道阻塞，一氧化碳弥散量正常，支气管舒张试验阴性。

例91

男,61 岁,身高 168 cm,体重 70 kg,确诊食管恶性肿瘤近 2 个月。

			年龄:	61 岁		体重:	70 kg	
			性别:	男		身高/预估身高:	168 cm	
			预计值模式:	Standard-sh		BMI:	24.8	
		Pred	**A1**	**%(A1/P)**		**Act2**	**%(A2/P)**	
日期			22/3/08			22/3/08		
时间			8:23:45			8:25:01		
VT	[L]	0.50				0.85	170.60	
MV	[L/min]	10.00				12.08	120.79	
BF	[1/min]	20.00				14.16	70.80	
ERV	[L]	1.24				1.71	137.07	
IC	[L]	2.79				1.91	68.55	
VC IN	[L]	3.99	3.47	86.99		3.09	77.50	
VC EX	[L]	3.99	3.83	95.83		3.62	90.55	
VC MAX	[L]	3.99	3.83	95.83		3.62	90.55	
FVC	[L]	3.86	3.83	99.14				
FEV 1	[L]	3.06	2.73	89.17				
FEV 1 % FVC	[%]	77.93	71.27	91.45				
FEV 1 % VC MAX	[%]	77.93	71.27	91.45				
FEV 2	[L]	3.28	3.15	96.04				
FEV 3	[L]	3.24	3.36	103.51				
PEF	[L/s]	9.10	8.28	91.05				
FEF25	[L/s]	7.61	6.85	90.08				
FEF50	[L/s]	4.25	2.62	61.60				
FEF75	[L/s]	1.34	0.66	49.27				
FEF25-75	[L/s]	3.30	1.73	52.43				
VBE	[L]		0.10					
VBE%FVC	[%]		2.67					
FET	[s]		6.89					
FRC-SB	[L]	3.22						
VA	[L]	6.19						
RV-SB	[L]	2.03						
TLC-SB	[L]	5.99						
RV%TLC-SB	[%]	34.31						
FRC%TLC-SB	[%]	53.45						
DLCO SB	[mmol/min/kPa]	7.68						
DLCO/VA	[mmol/min/kPa/L]	1.44						

- **MEFV 曲线特点**：呼气有爆发力，呼气相升支陡直，呼气相降支向横轴凹陷，中间出现一个短暂的平台。
- **肺功能测定结果**：VC、FVC、FEV_1、PEF、FEF_{25} 均基本正常，FEV_1/FVC、FEF_{50}、FEF_{75} 均下降。
- **肺功能诊断**：轻度阻塞性通气功能障碍。
- **解析**：患者食管恶性肿瘤近 2 个月，行 PET－CT 时提示食管胸中段恶性肿瘤。胸外科行颈胸腹三切口全食管切除术前做肺功能检查，患者做最大流量-容积曲线时，吸气和呼气略受阻碍，使吸气相曲线不饱满，呼气相曲线出现一个短暂的平台，呈现不光滑下降。做弥散功能检查时，患者因吸气过程中受阻吸气时间超过 4 秒无法检测。MEFV 曲线是目前肺功能测定中的最重要曲线，涉及呼气力量、胸肺弹性、气道阻力、胸腔内压等众多概念，影响因素很多。不同的疾病状态对呼吸流量的影响程度也不同，其曲线图形也是千变万化。

例92

男,43 岁,身高 165 cm,体重 94 kg,鼾症、阻塞性睡眠呼吸暂停低通气综合征。

		年龄:	43 岁		体重:	94 kg	
		性别:	男		身高/预估身高	165 cm	
		预计值模式:	Standard-sh		BMI:	34.53	
		Pred	A1	%(A1/P)	Act2	%(A2/P)	
日期			22-3-09		22-3-09		
时间			14:03:15		14:05:3		
VT	[L]	0.67			0.99	146.78	
MV	[L/min]	13.43			26.18	194.96	
BF	[1/min]	20.00			26.57	132.83	
ERV	[L]	1.28			0.47	36.54	
IC	[L]	3.38			2.99	88.36	
VC IN	[L]	4.39	3.33	75.92	3.45	78.74	
VC EX	[L]	4.39	3.36	76.60	3.44	78.49	
VC MAX	[L]	4.39	3.36	76.60	3.45	78.74	
FVC	[L]	4.36	3.36	77.14			
FEV 1	[L]	3.48	2.95	84.62			
FEV1%FVC	[%]	79.21	87.71	110.73			
FEV1%VC MAX	[%]	79.21	87.71	110.73			
FEV 2	[L]	3.67	3.24	88.28			
FEV 3	[L]	3.64	3.32	91.15			
PEF	[L/s]	9.43	9.89	104.83			
FEF25	[L/s]	7.36	6.80	92.47			
FEF50	[L/s]	4.46	4.35	97.42			
FEF75	[L/s]	1.73	1.54	88.88			
FEF25-75	[L/s]	3.51	3.68	104.70			
BEV	[L]		0.08				
BEV%FVC	[%]		2.26				
FET	[s]		4.08				
FRC-SB	[L]	2.30			2.26	98.40	
RV-SB	[L]	1.43			1.79	125.70	
TLC-SB	[L]	5.64			4.84	85.86	
RV%TLC-SB	[%]	24.25			37.05	152.81	
FRC%TLC-SB	[%]	51.74			46.72	90.31	
DLCO SB	[mmol/min/kPa]	9.11			10.75	118.02	
DLCO/VA	[mmol/min/kPa/L]	1.83			2.32	126.84	

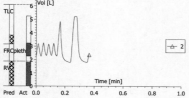

- **MEFV 曲线特点**：呼气相降支呈典型的锯齿样改变。
- **肺功能测定结果**：VC、FVC 降低，FEV_1、FEF_{25}、FEF_{50}、FEF_{75} 均基本正常，FEV_1/FVC、PEF、D_LCO 正常。
- **肺功能诊断**：轻度限制性通气功能障碍；一氧化碳弥散量正常。
- **解析**：OSAS 即睡眠呼吸暂停综合征，咽喉部肌肉的张力下降，导致上气道的稳定性下降，呼气时阻塞，并产生一定的振动，故肺功能检查时，最大呼气流量-容积曲线呈锯齿样改变，多伴有 PEF 下降，主要见于阻塞性睡眠呼吸暂停低通气综合征，而非患者配合不佳导致。患者行多导睡眠检查显示：紊乱指数 73.2，鼾声指数 502.6，最低氧饱和度 66%，符合以阻塞性、低通气为主的重度睡眠呼吸暂停低通气综合征。患者 BMI 为 34.53 kg/m^2，为中度肥胖，腹部肥胖对于胸廓有一定的容量限制，此患者为限制性通气功能障碍。

TLC 下降是诊断限制性通气功能障碍的敏感指标，但 TLC 测定较烦琐（单次呼吸法、体积描记法除外），影响因素较多；在限制性疾病，VC（FVC）与 TLC 变化有较好的一致性，且测定简单、重复性好，故常选择 VC（FVC）<80% 作为单纯限制性通气功能障碍的诊断标准。

例93

女,41 岁,身高 174 cm,体重 72 kg,从事体力劳动者,抽烟 5 包年,拟行肺叶切除术前评估。

		年龄:	41 岁		体重:	72 kg
		性别:	女		身高/预估身高:	174 cm
		预计值模式:	Standard-sh		BMI:	23.78
		Pred	A1	%(A1/P)	Act2	%(A2/P)
日期			22/3/04		22/3/04	
时间			8:15:51		8:16:34	
VT	[L]	0.51			1.00	193.76
MV	[L/min]	10.29			27.61	268.41
BF	[1/min]	20.00			27.70	138.52
ERV	[L]	1.38			2.59	187.85
IC	[L]	2.73			2.69	98.26
VC IN	[L]	4.06	5.02	123.52	4.99	122.90
VC EX	[L]	4.06	5.20	128.10	5.27	129.77
VC MAX	[L]	4.06	5.20	128.10	5.27	129.77
FVC	[L]	3.99	5.20	130.57		
FEV 1	[L]	3.31	3.53	106.62		
FEV 1 % FVC	[%]	82.07	67.79	82.61		
FEV 1 % VC MAX	[%]	82.07	67.79	82.61		
FEV 2	[L]	3.37	4.36	129.58		
FEV 3	[L]	3.55	4.72	132.86		
PEF	[L/s]	8.09	8.28	102.35		
FEF25	[L/s]	7.04	5.21	74.06		
FEF50	[L/s]	4.59	2.78	60.60		
FEF75	[L/s]	2.10	0.93	44.22		
FEF25-75	[L/s]	4.10	2.23	54.43		
VBE	[L]		0.10			
VBE%FVC	[%]		1.95			
FET	[s]		6.04			
FRC-SB	[L]	3.00			4.65	155.14
VA	[L]	5.54			6.93	124.92
RV-SB	[L]	1.70			2.07	121.86
TLC-SB	[L]	5.71			7.08	124.08
RV%TLC-SB	[%]	28.46			29.16	102.46
FRC%TLC-SB	[%]	51.61			65.65	127.20
DLCO SB	[mmol/min/kPa]	7.45			4.72	63.27
DLCO/VA	[mmol/min/kPa/L]	1.57			0.68	43.39

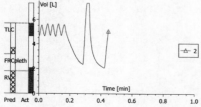

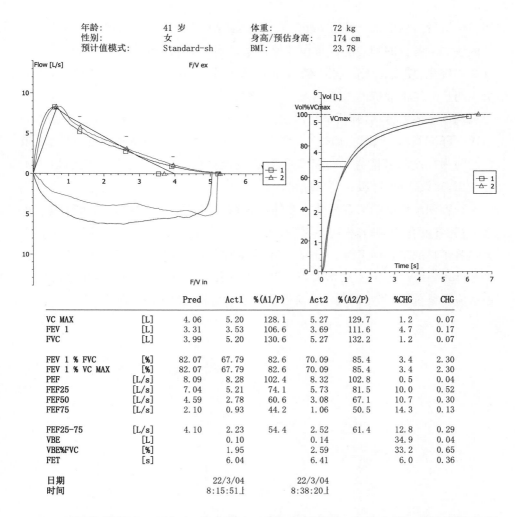

		Pred	Act1	%(A1/P)	Act2	%(A2/P)	%CHG	CHG
VC MAX	[L]	4.06	5.20	128.1	5.27	129.7	1.2	0.07
FEV 1	[L]	3.31	3.53	106.6	3.69	111.6	4.7	0.17
FVC	[L]	3.99	5.20	130.6	5.27	132.2	1.2	0.07
FEV 1 % FVC	[%]	82.07	67.79	82.6	70.09	85.4	3.4	2.30
FEV 1 % VC MAX	[%]	82.07	67.79	82.6	70.09	85.4	3.4	2.30
PEF	[L/s]	8.09	8.28	102.4	8.32	102.8	0.5	0.04
FEF25	[L/s]	7.04	5.21	74.1	5.73	81.5	10.0	0.52
FEF50	[L/s]	4.59	2.78	60.6	3.08	67.1	10.7	0.30
FEF75	[L/s]	2.10	0.93	44.2	1.06	50.5	14.3	0.13
FEF25-75	[L/s]	4.10	2.23	54.4	2.52	61.4	12.8	0.29
VBE	[L]		0.10		0.14		34.9	0.04
VBE%FVC	[%]		1.95		2.59		33.2	0.65
FET	[s]		6.04		6.41		6.0	0.36
日期			22/3/04		22/3/04			
时间			8:15:51上		8:38:20上			

■ **MEFV 曲线特点**：吸气相升支陡直，呼气有爆发力，曲线光滑，呼气相降支向横轴凹陷，吸呼环闭合，外推容积＜5％FVC，肺功能质控合格。

■ **肺功能测定结果**：VC、FVC、FEV_1、PEF 均正常，FEV_1/FVC、FEF_{25}、FEF_{50}、FEF_{75}、D_LCO 均下降，RV、TLC 升高，RV/TLC 基本正常；支气管舒张试验阴性。

■ **肺功能诊断**：轻度阻塞性通气功能障碍；一氧化碳弥散量轻度降低；支气管舒张试验阴性。

■ **解析**：判断肺功能检查结果是否正常，需与正常预计值进行比较，选择合适的预计值是正确解读肺功能报告的前提。预计值的适用范围不同，高龄老人和特别矮小、特别肥胖、强劳动者、运动员等不同人群，采用通用的预计值时，需密切关注自身数值的前后变化，避免低估功能损害的程度。1988 年，我国分六大地区建立了各自的肺功能正常预计值公示。我国大气污染严重，吸烟量持续上升和年轻化，使真正无高危因素、无症状的正常人群比例明显减少，高年龄人群更为明显。经常锻炼的人肌肉发达、收缩力增强，气道阻力变小，VC 增大。患者长期从事体力劳动，肺活量超出正常范围很多，占预计值 130% 左右。患者的 FEV_1/FVC 降低，FEF_{25}、FEF_{50}、FEF_{75} 下降，呼气相曲线向横轴凹陷，肺功能报告诊断为轻度阻塞性通气功能障碍、弥散功能降低，支气管舒张试验阴性，手术可考虑，建议戒烟，呼吸科门诊随访。

肺容积与年龄的关系复杂。在幼年，随着年龄增大，肺容积增大，气道内径增大；青春发育期，肺容积明显增大，在 20～25 岁达到高峰，此后 FEV_1 和 FVC 会随着年龄的增长而下降。研究表明，在健康人群中，每年 FEV_1 和 FVC 可减少 30 mL。RV 至 40 岁后增大，TLC 变化不大。此患者较年轻，若出现呼吸道症状应提早重视，需密切关注自身数值的前后变化，预防疾病的发生与发展。

例94

男,36 岁,身高 175 cm,体重 57 kg,健康体检。

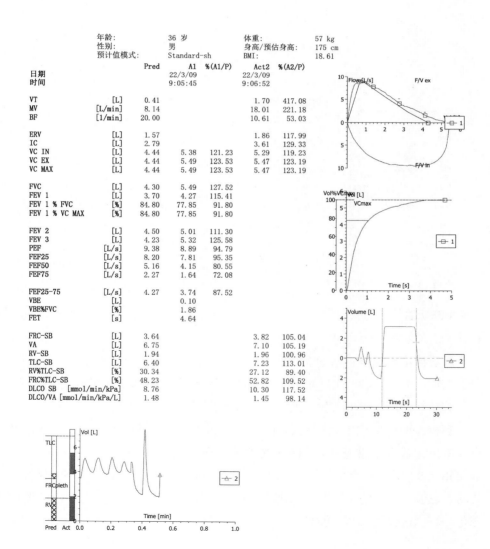

		年龄:	36 岁		体重:	57 kg	
		性别:	男		身高/预估身高:	175 cm	
		预计值模式:	Standard-sh		BMI:	18.61	
		Pred	A1	%(A1/P)	Act2	%(A2/P)	
日期			22/3/09		22/3/09		
时间			9:05:45		9:06:52		
VT	[L]	0.41			1.70	417.08	
MV	[L/min]	8.14			18.01	221.18	
BF	[1/min]	20.00			10.61	53.03	
ERV	[L]	1.57			1.86	117.99	
IC	[L]	2.79			3.61	129.33	
VC IN	[L]	4.44	5.38	121.23	5.29	119.23	
VC EX	[L]	4.44	5.49	123.53	5.47	123.19	
VC MAX	[L]	4.44	5.49	123.53	5.47	123.19	
FVC	[L]	4.30	5.49	127.52			
FEV 1	[L]	3.70	4.27	115.41			
FEV 1 % FVC	[%]	84.80	77.85	91.80			
FEV 1 % VC MAX	[%]	84.80	77.85	91.80			
FEV 2	[L]	4.50	5.01	111.30			
FEV 3	[L]	4.23	5.32	125.58			
PEF	[L/s]	9.38	8.89	94.79			
FEF25	[L/s]	8.20	7.81	95.35			
FEF50	[L/s]	5.16	4.15	80.55			
FEF75	[L/s]	2.27	1.64	72.08			
FEF25-75	[L/s]	4.27	3.74	87.52			
VBE	[L]		0.10				
VBE%FVC	[%]		1.86				
FET	[s]		4.64				
FRC-SB	[L]	3.64			3.82	105.04	
VA	[L]	6.75			7.10	105.19	
RV-SB	[L]	1.94			1.96	100.96	
TLC-SB	[L]	6.40			7.23	113.01	
RV%TLC-SB	[%]	30.34			27.12	89.40	
FRC%TLC-SB	[%]	48.23			52.82	109.52	
DLCO SB	[mmol/min/kPa]	8.76			10.30	117.52	
DLCO/VA	[mmol/min/kPa/L]	1.48			1.45	98.14	

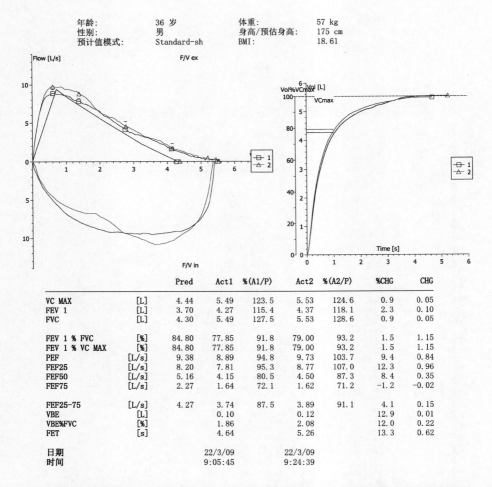

年龄：	36 岁	体重：	57 kg
性别：	男	身高/预估身高：	175 cm
预计值模式：	Standard-sh	BMI：	18.61

		Pred	Act1	%(A1/P)	Act2	%(A2/P)	%CHG	CHG
VC MAX	[L]	4.44	5.49	123.5	5.53	124.6	0.9	0.05
FEV 1	[L]	3.70	4.27	115.4	4.37	118.1	2.3	0.10
FVC	[L]	4.30	5.49	127.5	5.53	128.6	0.9	0.05
FEV 1 % FVC	[%]	84.80	77.85	91.8	79.00	93.2	1.5	1.15
FEV 1 % VC MAX	[%]	84.80	77.85	91.8	79.00	93.2	1.5	1.15
PEF	[L/s]	9.38	8.89	94.8	9.73	103.7	9.4	0.84
FEF25	[L/s]	8.20	7.81	95.3	8.77	107.0	12.3	0.96
FEF50	[L/s]	5.16	4.15	80.5	4.50	87.3	8.4	0.35
FEF75	[L/s]	2.27	1.64	72.1	1.62	71.2	-1.2	-0.02
FEF25-75	[L/s]	4.27	3.74	87.5	3.89	91.1	4.1	0.15
VBE	[L]		0.10		0.12		12.9	0.01
VBE%FVC	[%]		1.86		2.08		12.0	0.22
FET	[s]		4.64		5.26		13.3	0.62
日期			22/3/09		22/3/09			
时间			9:05:45		9:24:39			

■ **MEFV 曲线特点**：呼气有爆发力，吸气相饱满，呼气曲线光滑，外推容积＜5％FVC，肺功能质控合格。

■ **肺功能测定结果**：VC、FVC、FEV$_1$、D$_L$CO 均正常，FEIV$_1$/FVC、PEF、FEF$_{25}$、FEF$_{50}$、RV、TLC、RV/TLC 均基本正常，FEF$_{75}$下降；支气管舒张试验阴性。

■ **肺功能诊断**：肺功能基本正常；一氧化碳弥散量正常；支气管舒张试验阴性。

■ **解析**：此例患者因肺活量大，导致 FEV$_1$/FVC 稍降低。患者的大中气道及小气道指标基本正常，MEFV 曲线光滑无凹陷，考虑肺功能报告为基本正常。本例和例 93 用力肺活量均大于 120％，对于高龄老人、特别矮小、特别肥胖、强劳动者、运动员等不同人群，采用通用的预计值时，需密切关注自身数值的前后变化，避免低估功能损害的程度。

例 95

男, 72 岁, 身高 169 cm, 体重 73 kg, 气促 2 月余, 加重 1 周。胸部 CT 提示两肺弥漫性间质改变。

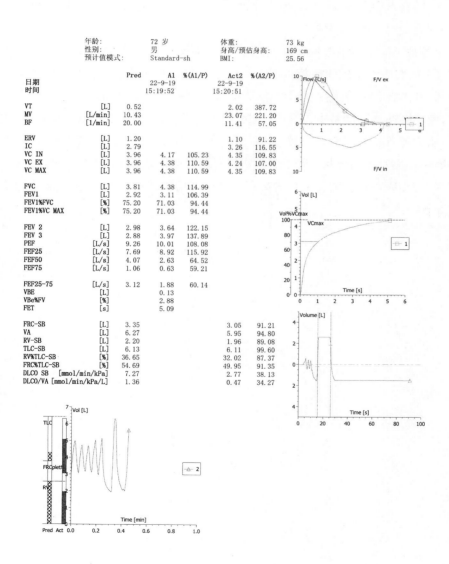

		Pred	A1 22-9-19 15:19:52	%(A1/P)	Act2 22-9-19 15:20:51	%(A2/P)
年龄:		72 岁		体重:	73 kg	
性别:		男		身高/预估身高:	169 cm	
预计值模式:		Standard-sh		BMI:	25.56	
VT	[L]	0.52			2.02	387.72
MV	[L/min]	10.43			23.07	221.20
BF	[1/min]	20.00			11.41	57.05
ERV	[L]	1.20			1.10	91.22
IC	[L]	2.79			3.26	116.55
VC IN	[L]	3.96	4.17	105.23	4.35	109.83
VC EX	[L]	3.96	4.38	110.59	4.24	107.00
VC MAX	[L]	3.96	4.38	110.59	4.35	109.83
FVC	[L]	3.81	4.38	114.99		
FEV1	[L]	2.92	3.11	106.39		
FEV1%FVC	[%]	75.20	71.03	94.44		
FEV1%VC MAX	[%]	75.20	71.03	94.44		
FEV 2	[L]	2.98	3.64	122.15		
FEV 3	[L]	2.88	3.97	137.89		
PEF	[L/s]	9.26	10.01	108.08		
FEF25	[L/s]	7.69	8.92	115.92		
FEF50	[L/s]	4.07	2.63	64.52		
FEF75	[L/s]	1.06	0.63	59.21		
FEF25-75	[L/s]	3.12	1.88	60.14		
VBE	[L]		0.13			
VBe%FV	[%]		2.88			
FET	[s]		5.09			
FRC-SB	[L]	3.35			3.05	91.21
VA	[L]	6.27			5.95	94.80
RV-SB	[L]	2.20			1.96	89.08
TLC-SB	[L]	6.13			6.11	99.60
RV%TLC-SB	[%]	36.65			32.02	87.37
FRC%TLC-SB	[%]	54.69			49.95	91.35
DLCO SB	[mmol/min/kPa]	7.27			2.77	38.13
DLCO/VA	[mmol/min/kPa/L]	1.36			0.47	34.27

- **MEFV 曲线特点**：呼气起始无犹豫，呼气相升支陡直上升，呼气相降支曲线光滑，吸气相饱满，外推容积$<5\%$FVC，肺功能质控合格。
- **肺功能测定结果**：VC、FVC、FEV_1、PEF、FEF_{25}、均正常，FEV_1/FVC、RV、TLC、RV/TLC 均基本正常，FEF_{50}、FEF_{75}、D_LCO 均下降。
- **肺功能诊断**：肺通气功能基本正常；一氧化碳弥散量重度降低。
- **解析**：患者既往在采石场工作，长期接触粉尘，气促呼吸科就诊。氧分压 65 mmHg，手指氧饱和度 90%。胸部 X 线呈双肺弥漫性肺部浸润阴影，其 CT 显示"铺路石"征，结合纤维支气管镜检查确诊为肺泡蛋白沉积症（pulmonary alveolar proteinosis，PAP）。

　　各种影响肺泡毛细血管膜面积、厚度、肺泡毛细血管床容积、通气血流不匹配及 CO 与 Hb 反应的病理生理因素均能影响 D_LCO。观察患者的 MEFV 曲线图形，基本在预计值图形外，结合数据 VC、FVC、TLC 均正常，FEV_1/FVC 正常，考虑肺通气功能基本正常（这里的 FEF_{50}、FEF_{75} 下降，结合患者年龄、无吸烟史，认为随着年龄增大，肺组织弹性下降导致，不考虑小气道功能障碍）。患者的肺泡毛细血管膜的异常，导致肺泡膜交换能力下降，D_LCO、D_LCO/V_A 呈显著性下降，与临床相符。肺功能报告诊断为肺通气功能基本正常，一氧化碳弥散量重度降低。

附 录

附录一　肺功能仪设备校准

为了保证肺功能仪的精密度，肺功能检测数据的准确、可靠，每天需要对肺功能仪进行校准，这一步非常重要，必不可少。仪器准确，测试结果才可靠。肺量计检查（肺通气功能检查）的流量、容积、时间等指标的量程、精度、重复性、零位计算标准、误差允许范围等参数应达到一定的技术质控标准。肺功能仪的校准包括环境校准、容积校准、气体校准。

环境校准： 由于气体容积受环境温度、压力、湿度等因素的影响而变化，故肺量计检查时需将测试环境校准为生理条件，即正常体温（37℃）、标准大气压（760 mmHg，1 mmHg＝0.133 kPa）及饱和水蒸气状态（body temperature and pressure, saturated, BTPS）。因此，肺功能室需配备环境温度计、湿度计和压力计以做容积校准。有些仪器需人工输入检查当时的室温、大气压、湿度等，以对上述因素校准。有些仪器虽已内置温度计和压力计，但操作者应确认其温度、压力等测定的可靠性。部分实验室容易忽略这些校准而使检查结果发生误差。如环境温度变化较大（如日内差异大于3℃），还需做适时校准。

容积校准： 从本质上来说，是确保流速传感器处于一个良好的功能状态，从而确保肺功能测试结果的准确和可靠。肺量计校准是对测定的流量或容积与实际流量或容积之间的误差进行校准，使校准后的实际测量值与理论值之间的误差缩小到可接受范围，是用于保障肺量计检查准确的关键程序之一。肺量计校准又分为常规校准、校准验证和线性验证三个内容。

（1）常规校准：每次启动肺量计均需经定标筒校准，确证该肺量计工作正常（误差应≤±3%），校准后可获得一个校准系数。在肺量计检查过程中显示的测定值,是以传感器计量的数值乘以校准系数所得的。

（2）校准验证：每天都应进行校准验证。可用 3 L 定标筒在 0.5～12 L/s 范围内采用不同流量对流量传感器进行验证,至少操作 3 次,误差应≤±3%。校准验证不同于校准,主要用于验证仪器在可校准的限度内。若仪器不能通过校准验证,则需重新进行校准,或者进行仪器故障检修维护。当遇到测定数值可疑时,应再次进行校准验证。

（3）线性验证：每周还需进行一次流量线性检查,以低、中、高 3 种不同的流量(0.5～1.5 L/s,1.5～5.0 L/s,5.0～12.0 L/s)注入流量计,每种流量至少操作 3 次,以了解传感器在不同流量下的响应。每一流量对应的容积误差均应在±3% 的范围内。若校准超出范围应及时查找原因,不能解决则联系专业工程人员来检查与维护。

在容积校准的过程中要注意：① 3 L 定标筒与流速传感器的接头一定要接紧,不要漏气；② 3 L 筒要处于一个水平的状态；③ 在推拉 3 L 定标筒的动作中要注意匀速,不要忽快忽慢,每次推拉的时候,要推拉到头,听到碰撞的声音。

另外,肺量计的校准除了采用固定体积为 1～3 L 的定标气筒,一些肺功能实验室和厂家还会采用微机控制的气筒或气泵,称为标准呼吸模拟器。肺量计与标准呼吸模拟器相连接,由微机控制标准呼吸模拟器产生多种标准波形(如 ATS 的 24 个 FVC 波形和 26 个 PEF 波形)的气流,气流流动通过肺量计,对比肺量计的测量值与标准值之间的差异,即可准确测量仪器的误差。我国的肺功能仪校准规范亦推荐通过标准呼吸模拟器对肺功能仪进行质量检测。规范中指出,可根据自身的使用情况和仪器特点决定复校时间,但复校时间间隔一般不超过一年,校准后可获得权威机构签发的校准证书。目前已有国产的标准呼吸模拟器。因此,当仪器已使用多年或疑有测量误差过大时,建议采用标准呼吸模拟器进行质量检测与校准。

气体校准：把采样管连接到气体采样盒上,连接好采样管以后,开始做气体校准,系统自动开始做气体校准。屏幕上显示的是不同气体检测结果,跟上方的曲线是实时对应的,显示气体校准成功。若显示气体校准失败,需要分析失败的原因(比如有没有采样管的断裂、气体分析盒的功能障碍或气瓶内气体浓度不对,需要分别进行检修)。

附录二　肺功能仪部件清洗和消毒

在肺功能检查过程中会产生大量的呼吸道飞沫，从而使肺功能仪的表面和呼吸回路受到污染，因此，对肺功能的各部件进行清洗和消毒是至关重要的。一方面，要进行正确的清洗，保护好肺功能仪的各部件；另一方面，要进行彻底有效的消毒，从而保障医务人员及患者的安全，避免交叉感染。

一、清洗消毒的主要原则

肺功能仪部件清洗、消毒的主要原则是：越靠近口腔部位，越要进行频繁的消毒。测试时需要使用一次性的耗材，如咬口、过滤器、鼻夹等都是需要使用后随即处理；像流速传感器、阀头、适配器、弯头、螺纹管等，需要定期进行消毒。螺纹管至少每个工作日清洗消毒一次；传感器至少每个工作日或建议每 15 个人更换一次。需要注意的是，关于一次性耗材的处理。如果是普通污染的一次性耗材，常规的废弃物一起处理即可；如果是受到危险的传染病污染的耗材，需要进行危险废弃物一起处理。

二、肺功能仪主要部件的拆解

肺功能仪主要部件的拆解，包括流速传感器、弯头、阀头、适配器、螺纹管。所有部件需要进行清洗和消毒。对于不能够进行清洗，不能够进行浸泡消毒的部件，如肺功能仪手柄、仪器臂杆、仪器台面等，采用医用的消毒湿巾，如含氯消毒剂、二氧化氯、过氧乙酸、过氧化氢等消毒产品，按照《医疗机构环境表面清洁与消毒管理规范》进行表面的擦拭消毒。

三、一次性耗材的处理方法

肺功能检查结束后，对于所使用过的一次性耗材必须随即处置，不能反复利用。特别是呼吸过滤器，呼吸过滤器对肺功能检查有非常重大的意义，高效的呼吸过滤器可以过滤 99.9％以上的病毒和细菌。

四、肺功能仪各部件清洗、消毒的流程

肺功能部件的清洗消毒的过程主要包括以下五个步骤：清洗、漂洗、消毒、浸泡、末洗和干燥。

1. 清洗

清洗包括机洗和手洗。机洗主要是采用超声波清洁机，自动消毒机，在加入了多酶清洁液以后进行自动的清洗。手洗包括预洗和酶洗。① 预洗需要用过滤的纯净水或蒸馏水进行一次冲洗。对拆解的各部件进行一个简单的冲洗，主要是将表面的唾液和飞沫进行冲刷。特别需要注意的是筛网，需要用指腹轻轻地进行冲洗；其他的配件需要注意的是，必须把其中的阀口打开。② 酶洗，在预洗以后，在水中加入多酶清洗液进行浸泡，酶洗的配比是 1∶200，1 L 的纯净水当中加入 5 mL 的多酶清洁液原液，搅拌均匀，浸泡 5～10 分钟。

2. 漂洗

对多酶清洗液浸泡过的部件进行漂洗。

3. 消毒浸泡

将漂洗干净的肺功能仪部件放入消毒液中进行浸泡，时间 30 分钟左右。常用的消毒液有邻苯二甲醛和戊二醛溶液，都属于中性溶液，对肺功能仪部件的损害较小。需要注意的是橡圈，它是不能进行消毒液的浸泡，需医用消毒纸巾进行擦拭。将漂洗过的肺功能仪部件进行消毒和浸泡，采用的是戊二醛溶液，将肺功能仪部件放入消毒液中，将其完全浸泡，盖上盖子，浸泡 30 分钟。

4. 末洗和干燥

将浸泡消毒的肺功能仪部件进行最后的冲洗。注意：整个肺功能仪部件的消毒和清洗的过程都需要使用蒸馏水或过滤过的纯净水。末洗完的所有肺功能

仪部件,需要放置在干燥台上进行自然晾干,不能够进行高温烘干的。总之,肺功能仪的清洗和消毒,一定要按照规范化流程进行操作,特别要注意清洗液和消毒液的选择及使用注意事项,尽量避免肺功能仪检查过程当中可能会造成的感染风险,为大家提供一个安全的检查环境。

5. 戊二醛溶液使用的注意事项

① 戊二醛溶液是外用的消毒剂,不能口服,特别是沾入眼结膜时,应该用大量的水进行冲洗 15 分钟。② 在操作的时候环境应通风良好,操作人员应该戴口罩和手套。③ 戊二醛进行消毒时,具有挥发性和刺激性,容器需要加盖。医疗器械应该在洗净以后进行浸泡,戊二醛虽然可以重复使用,但它的使用时间不能超过 14 天,而且在这 14 天中,每天进行浓度监测。可以使用戊二醛浓度监测指示卡,将其完全浸入戊二醛溶液当中 1~2 秒后取出,用吸水纸吸取多余的水分,将其平置在桌面,观察 5~8 分钟,显示为均匀的黄色时,说明戊二醛的浓度大于 2%,可以继续使用;如果颜色变淡,甚至为白色时,那么必须丢弃,重新使用新的戊二醛溶液,并且要注意观察时间,必须大于 5 分钟而小于 8 分钟,结果才准确。

参考文献

［1］ 吴绍青,李华德,萨藤三.肺功能测验在临床上的应用［M］.上海：上海科学技术出版社,1961.

［2］ 朱蕾.临床肺功能［M］.3版.上海：上海科学技术出版社,2023.

［3］ 中华医学会呼吸病学分会肺功能专业组.肺功能检查指南(第一部分)：概述及一般要求［J］.中华结核和呼吸杂志,2014,37(6)：402-405.

［4］ 中华医学会呼吸病学分会肺功能专业组.肺功能检查指南(第二部分)：肺量计检查［J］.中华结核和呼吸杂志,2014,37(7)：481-486.

［5］ 中华医学会呼吸病学分会肺功能专业组.肺功能检查指南(第四部分)：支气管舒张试验［J］.中华结核和呼吸杂志,2014,37(9)：655-658.

［6］ 中华医学会呼吸病学分会肺功能专业组.肺功能检查指南：肺弥散功能测定［J］.中华结核和呼吸杂志,2015,38(3)：164-169.

［7］ 中华医学会呼吸病学分会肺功能专业组.肺功能检查指南：肺容量检查［J］.中华结核和呼吸杂志,2015,38(4)：255-260.

［8］ 中国呼吸医师协会肺功能与临床呼吸生理工作委员会,中华医学会呼吸病学分会呼吸治疗学组.肺功能检查报告规范：肺量计检查、支气管舒张试验、支气管激发试验［S］.中华医学杂志,2019,99(22)：1681-1691.

［9］ Jian W, Gao Y, Hao C, et al. Reference values for spirometry in Chinese aged 4～80 years［J］. J Thorac Dis, 2017,9(11)：4538-4549.

［10］ Culver B H, Graham B L, Coates A L, et al. Recommendations for a standardized pulmonary function report. An official American thoracic society technical statement［J］. Am J Respir Crit Care Med，2017,196(11)：1463-1472.

［11］ 朱蕾,金美玲,顾宇彤,等.关于常规肺功能测定程序标准化和质量控制的建议［J］.中华结核和呼吸杂志,2015,38(10)：730-737.

[12] 中华医学会呼吸病学分会肺功能专业组.肺功能检查指南：呼气峰值流量及其变异率检查[J].中华结核和呼吸杂志,2017,40(6)：426-430.

[13] 中华医学会,中华医学会杂志社,中华医学会全科医学分会,等.常规肺功能检查基层指南(2018年)[S].中华全科医师杂志,2019,18(6)：511-518.

[14] 郑劲平,梁晓林."美国胸科协会推荐的标准化肺功能报告"之解读和商榷[J].中国循证医学杂志,2018,18(30)：1-5.

[15] 宋元林,李丽.肺功能检查交叉感染预防和控制[J].中国实用内科杂志,2012(8)：601-604.

[16] 中华医学会呼吸病学分会肺功能学组.便携式肺功能仪原理、质控及临床应用的中国专家共识[J].中华结核和呼吸杂志,2022,45(10)：970-979.

[17] 朱蕾,陈荣昌.成人肺功能诊断规范中国专家共识[J].临床肺科杂志,2022(7)：973-981.

[18] Graham B L, Brusasco V, Burgos F, et al. 2017 ERS/ATS standards for single-breath carbon monoxide uptake in the lung[J]. Eur Respir J, 2017，49(1)：1600016.

[19] Kainu A, Timonen K L, Toikka J, et al. Reference values of spirometry for Finnish adults[J]. Clin Physiol Funct Imaging, 2016, 36(5)：346-358.

[20] Stanojevic S. Standardisation of lung function test interpretation：Global Lung Function Initiative[J]. Lancet Respir Med, 2018, 6(1)：10-12.

[21] Arshad S H, Kurukulaaratchy R, Zhang H, et al. Assessing small airway function for early detection of lung function impairment[J]. Eur Respir J, 2020, 56(1)：2001946.

[22] Graham B L, Steenbruggen I, Miller M R, et al. Standardization of spirometry 2019 update. An Official American Thoracic Society and European Respiratory Society Technical Statement[J]. Am J Respir Crit Care Med, 2019,200(8)：e70-e88.

[23] Lopes A J. Advances in spirometry testing for lung function analysis[J]. Expert Rev Respir Med, 2019,13(6)：559-569.

[24] Stickland M K, Neder J A, Guenette J A, et al. Using cardiopulmonary exercise testing to understand dyspnea and exercise intolerance in respiratory disease[J]. Chest, 2022,161(6)：1505-1516.